# La psychothérapie des obsessionnels compulsifs

## Tome 2. L'hypnose entre science et magie

Claude Michel

# La psychothérapie des obsessionnels compulsifs

## Tome 2. L'hypnose entre science et magie

L'Harmattan

**5-7, rue de l'Ecole-Polytechnique, 75005 Paris**

http://www.harmattan.fr
diffusion.harmattan@wanadoo.fr
harmattan1@wanadoo.fr

ISBN : 978-2-336-30395-6
EAN : 9782336303956

## PRESENTATION DE L'OUVRAGE

Cet ouvrage (tome 2) complète « La psychothérapie des obsessionnels compulsifs » (tome 1) et apporte d'utiles précisions à des thèmes et techniques précédemment abordés.

Je rappelle d'abord quelques règles scientifiques servant à modéliser le TOC et à construire sa problématique (chapitre 1).

Puis, me démarquant des chercheurs qui conçoivent l'agressivité exclusivement comme une pulsion destructrice, je reconnais en elle une force de vie éminemment positive (chapitre 2).

Ensuite, revisitant les écrits de Freud pour reconstituer les étapes d'élaboration du concept de « névrose obsessionnelle », je discerne dans l'isolation freudienne un mécanisme essentiel mais récuse l'origine sexuelle de la névrose (chapitre 3).

M'appuyant sur la vision archétypale de Jung, je cherche aussi à rapprocher hypnose et résonance (chapitre 4).

Je décris par ailleurs la technique des « vocalisations projetées » en mettant en exergue le souffle réparateur (chapitre 5).

Enfin, intrigué par l'importance que les patients obsessionnels accordent à la pensée magique, je reprends et développe l'hypothèse d'une causalité symbolique qui, à l'œuvre dans la suggestion, peut de façon aléatoire infléchir les effets de la causalité classique (chapitre 6).

# Chapitre 1

# EPISTEMOLOGIE DE REFERENCE POUR LA THEORISATION DES TOC

## Article inédit

**Avertissement**

*Ce premier chapitre, de nature très théorique, est destiné aux praticiens et aux chercheurs qui se posent des questions sur la nature et la légitimité d'une démarche intégrative. Dans ce chapitre, prenant une posture résolument scientifique, je pose une question épistémologique : comment modéliser le trouble obsessionnel compulsif, sa problématique et son traitement*[1] *? Dans une perspective de psychologie scientifique rationnelle, le chercheur accepte les contraintes classiques de l'espace-temps, du déterminisme linéaire et circulaire.*

*En revanche, le dernier chapitre montrera qu'avec l'hypnose recourant à la causalité symbolique, on entre dans une forme de thérapie irrationnelle oubliant complètement cette modélisation.*

*Cette troisième partie pourrait s'intituler : de l'épistémologie de la rationalité à l'épistémologie de l'irrationalité*[2].

---

[1] Toutefois, le lecteur gardera à l'esprit que la modélisation, si elle est utile pour accompagner le patient obsessionnel dans son expression première, doit finalement être dépassée pour permettre le changement.

[2] L'épistémologie pose la question : comment savons-nous ce que nous savons ?

# AVANT-PROPOS

## Mon intérêt pour les TOC

J'exerce la fonction de psychothérapeute depuis plus de vingt-cinq ans, mais mon intérêt pour les TOC est très récent. Il date des années 1997-2000. Il résulte de la conjonction de quatre circonstances. La première est mon initiation à l'hypnothérapie lors d'une formation de trois années poursuivie à l'Institut Milton Erickson de Paris de 1997 à 1999. Je vivais alors avec enthousiasme de la découverte d'un outil thérapeutique d'une remarquable efficacité. Il se trouve qu'à cette époque j'étais confronté à la difficile prise en charge de patients souffrant de TOC. En même temps que je « rafraîchissais » mes souvenirs par l'étude des techniques classiques de la TCC, l'idée m'est venue d'utiliser l'hypnose pour ce genre de trouble. Je constatais que je n'avais participé à aucun module de formation sur ce thème. Les rares allusions entendues lors de stages ou journées d'études n'étaient pas spécialement favorables au recours à l'hypnothérapie pour le traitement des TOC. Les contre-indications avancées me paraissaient peu convaincantes. J'avais pourtant l'intuition que les puissantes résistances à l'hypnose remarquées chez ces patients pouvaient être paradoxalement le signe d'une indication majeure.

Par ailleurs, m'étant toujours beaucoup intéressé à la question de l'agressivité, j'ai découvert en 1998 le passionnant livre d'Anthony Storr sur ce thème[3]. Ce livre m'apportait une approche originale et très éclairante de la notion d'agressivité en même temps qu'il m'aidait à prendre conscience de l'importance de la pulsion agressive dans la problématique des TOC.

Enfin, mon intérêt pour l'agressivité avait une dimension personnelle que j'ai eu l'occasion d'analyser lors de plusieurs cursus par un travail sur moi-même. J'observais que les circonstances de la vie (impliquant de la confrontation) réactivaient épisodiquement chez les patients une tendance (modérée et non invalidante) à ritualiser. A l'époque où je m'intéressais à l'hypnothérapie des TOC, j'ai pu observer, ponctuellement et de façon que je qualifierais d'anecdotique, un magnifique « évitement échoué ». Un curieux comportement m'embarrassait et surprenait mon entourage : je ressentais un énervement exagéré pour les aboiements intempestifs des chiens installés au

---

3 STORR (1969).

voisinage de mon domicile ! L'attention que je portais à ces chiens prenait une tournure résolument obsessionnelle ! Cette obsession recouvrait et contenait une forte agressivité non pas tant à l'égard des animaux qu'à l'égard des voisins…

Depuis l'an 2000, j'ai commencé à élaborer une théorie et une pratique de la psychothérapie des TOC. Le président de l'Institut Milton Erikson, Hubert d'Assigné, m'a sollicité pour faire deux communications (en 2004 puis en 2006) sur ce thème. Elles ont été un puissant stimulant pour ma recherche. J'ai progressivement construit une problématique et un protocole. En décembre 2005, j'étais en mesure d'animer un module de formation de deux jours d'initiation à l'hypnothérapie des TOC dans le cadre du cycle proposé par l'Institut.

Depuis, je n'ai cessé de réfléchir à la question. J'ai donné une communication sur le thème « Hypnose et résonance » au 5e Forum de la Confédération francophone d'hypnose et de thérapies brèves à Liège en mai 2007[4]. La réduction des activités de l'Institut Milton Erickson m'a obligé à chercher un autre espace de formation. Olivier Perrot, président de l'Association Française pour la Nouvelle Hypnose (AFNH), m'a accueilli à bras ouverts et m'a donné la possibilité de donner une communication portant sur « Le protocole des vocalisations projetées » dans le cadre du congrès de l'AFNH se déroulant à Paris en mars 2007[5]. Enfin, en novembre 2008, il m'a confié un module de formation de deux jours dans le cadre de la seconde année de perfectionnement du cycle de formation à l'hypnothérapie et en 2010, il a reconduit cette responsabilité.

# THEORIE DE LA COMPLEXITE

On peut s'étonner qu'un adepte et un praticien de l'hypnose manifeste un intérêt pour la théorisation psychologique. L'hypnose cherchant à redonner souplesse et fluidité à la vie mentale, la théorisation ne risque-t-elle pas de contrarier sévèrement le projet ?

Une première réponse à l'objection est de dire que le recours à l'hypnose ne doit pas interdire de penser les phénomènes et de dire comment patient et

---

[4] Cf. le chap. 4 de cette troisième partie : « Hypnose et résonance ».

[5] Cf. le chap. 5 de cette troisième partie : « Le protocole des vocalisations projetées ».

thérapeute les pensent. C'est une question d'honnêteté et de rigueur intellectuelle. Mais il faut recourir à des outils de théorisation souples et évolutifs. Ma seconde réponse consiste à faire remarquer que l'ordre de la compréhension n'est certes pas l'ordre du changement. Le traitement des TOC suppose qu'*in fine* patient et thérapeute oublient la théorie. Mais il n'est pas inutile pour le patient comme pour le thérapeute de bien identifier ce à quoi ils vont tous les deux renoncer.

Le concept-clef permettant de rendre compte de la personnalité humaine – et plus particulièrement la personnalité obsessionnelle compulsive – est le concept de « complexité ». Dans les lignes qui suivent, je m'inspirerai de deux ouvrages essentiels, d'ailleurs contemporains, traitant de la complexité : l'un d'Edgar Morin, *Introduction à la pensée complexe* (1990) ; l'autre de Jean-Louis Lemoigne, *La modélisation des systèmes complexes* (1990). Le premier donne l'esprit de la méthode ; le second, des outils plus précis constituant une méthodologie développée.

Ces deux auteurs montrent comment nous assistons aujourd'hui à un changement de paradigme[6]. Les paradigmes sont des principes, plus ou moins implicites, organisant de la pensée. Nous passons du paradigme de la simplicité à celui de la complexité. Le terme de complexité permet de rendre compte d'une nouvelle façon de penser. C'est de cela que nous avons besoin pour penser la personnalité obsessionnelle.

## Qu'est-ce que la complexité ?

### Une définition

C'est à Edgar Morin que je fais d'abord appel pour décrire la complexité.

« Au premier abord, la complexité est un tissu (complexus : ce qui est tissé ensemble) de constituants hétérogènes inséparablement associés : elle pose le paradoxe de l'un et du multiple. Au second abord, la complexité est effectivement le tissu d'évènements, actions, interactions, rétroactions, déterminations, aléas, qui constituent notre "monde phénoménal"[7]. » Ainsi, la complexité désigne-t-elle des ensembles aux éléments innombrables et

---

[6] MORIN (1990), p. 16.

[7] *Ibid.*, p. 21.

enchevêtrés entretenant entre eux des processus également innombrables et interdépendants.

Le principe de complexité offre un nouveau paradigme, complètement révolutionnaire car il s'oppose au principe de simplicité qui, lui, vise à décomposer, diviser, séparer, pour mieux dénombrer et recomposer objectivement selon des lois et familles de lois. Tout ce qui est compliqué a vocation à être simplifié. La complexité se différencie de la complication qui, bien « débrouillée », peut toujours être réduite à des éléments nombreux mais simples. La complexité, elle, n'est pas réductible à l'analyse.

Le principe de simplicité soit sépare ce qui est lié (disjonction), soit unifie ce qui est divers (réduction). « Si la pensée simplifiante se fonde sur la domination de deux types d'opérations logiques : disjonction et réduction, qui sont l'une et l'autre brutalisantes et mutilantes, alors les principes de la pensée complexe seront nécessairement des principes de distinction, de conjonction et d'implication[8]. »

Morin ajoute l'incertitude empirique comme caractéristique de la complexité. « Qu'est-ce que la complexité ? A première vue, c'est un phénomène quantitatif : l'extrême quantité d'interactions et d'interférences entre un très grand nombre d'unités (...). Mais la complexité (...) comprend aussi des incertitudes, des indéterminations, des phénomènes aléatoires. La complexité dans un sens a toujours affaire avec le hasard. Ainsi la complexité coïncide avec une part d'incertitude soit tenant aux limites de notre entendement, soit inscrite dans les phénomènes. Mais la complexité ne se réduit pas à l'incertitude, c'est l'incertitude au sein de systèmes richement organisés. Elle concerne des systèmes semi-aléatoires dont l'ordre est inséparable des aléas qui les concernent[9]. »

Enfin, Morin montre que l'approche complexe ne peut éviter la contradiction logique : « Ce qui est complexe relève d'une part du monde empirique, de l'incertitude, de l'incapacité d'être certain de tout, de formuler une loi, de concevoir un ordre absolu. Il relève d'autre part de quelque chose de

---

8 *Ibid.*, p. 104.

9 Ces considérations sont évidemment à mettre en lien avec le principe d'incertitude d'Heisenberg, le principe d'incomplétude de Gödel et le principe d'imprédictibilité de la théorie du chaos (STAUNE, 2007, p. 441).

logique, c'est-à-dire de l'incapacité d'éviter des contradictions[10]. » D'où la nécessité d'avoir une approche multidimensionnelle qui permette d'assumer certaines contradictions.

Dès lors, pour Morin, il s'agit d'utiliser des principes logiques nouveaux pour penser la complexité. Il en identifie trois principaux :

- *le principe dialogique*, qui articule deux logiques différentes et pourtant nécessaires l'une à l'autre ;
- *le principe de récursion organisationnelle*, qui pose que les produits et les effets sont en même temps causes et producteurs de ce qui les produit (à l'image du tourbillon) ;
- *le principe hologrammatique*, qui pose que le tout est dans la partie et réciproquement[11].

**Complexité et système**

Morin et Lemoigne recourent l'un et l'autre au concept de « système » pour désigner un ensemble complexe.

Morin reconnaît les avantages du concept de système pour aborder la complexité : « La vertu systémique est

*a)* d'avoir mis au centre de la théorie, avec la notion de système, non une unité élémentaire discrète, mais une unité complexe, un tout qui ne se réduit pas à la somme de ses parties constitutives ;

*b)* d'avoir conçu la notion de système, ni comme une notion réelle, ni comme une notion purement formelle, mais comme une notion ambiguë (…) ;

*c)* de se situer à un niveau transdisciplinaire, qui permet tout à la fois de concevoir l'unité de la science et la différenciation des sciences, non seulement selon la nature matérielle de leur objet, mais aussi selon les types et les complexités des phénomènes d'association/organisation[12]. »

Lemoigne, de son côté, recourt au concept de « système complexe », dont il donne une définition : « Un système complexe est (…) un système que l'on

---

10 *Ibid.*, pp. 91-92.

11 *Ibid.*, pp. 98-100.

12 MORIN (1990), p. 29.

tient pour irréductible à un modèle fini, aussi compliqué, stochastique, sophistiqué que soit ce modèle, quels que soient sa taille, le nombre de ses composants, l'intensité de leurs interactions… » Un système complexe est « irréductible (…) à un modèle unique et complètement calculable… Mais si les systèmes complexes ne sont pas réductibles à des modèles explicatifs, ils sont pourtant intelligibles[13]. »

Il rappelle l'ambiguïté de la notion de complexité. On ne sait pas très bien si ce sont les phénomènes qui sont complexes ou leur représentation. On ne travaille pas sur le réel mais sur la représentation du réel. « Nos interrogations ne portent pas sur les phénomènes eux-mêmes mais sur les multiples représentations (les modèles conçus) que s'en construisent les acteurs concernés[14]. »

**La démarche de modélisation du système**

Comment penser un système complexe ? Lemoigne définit ainsi la démarche de modélisation : « Action d'élaboration et de construction intentionnelle, par composition de symboles, de modèles susceptibles de rendre intelligible un phénomène perçu complexe et d'amplifier le raisonnement de l'acteur projetant une intervention délibérée au sein du phénomène ; raisonnement visant notamment à anticiper les conséquences de ces projets d'actions possibles[15]. » Ainsi donc, si l'intelligibilité du compliqué se fait par simplification, l'intelligibilité du complexe se fait par modélisation systémique.

Lemoigne propose trois axiomes permettant une modélisation systémique :

- *L'axiome d'opérationnalité téléologique ou de synchronicité :* un phénomène modélisable est perçu action intelligible et donc téléologique (non erratique, présentant quelque forme de régularité). « Nous ne connaissons que des opérations », décide Paul Valéry. Un système poursuit une fin, va dans une certaine direction.

---

13 LEMOIGNE (1990), pp. 3-4 et 9.

14 *Ibid.*, pp. 3 et 4. On pourra se référer au numéro spécial 489 (juillet-août 2014) de la revue *La Recherche* : la réalité n'existe pas. La réalité physique est inaccessible : elle n'est qu'une construction mathématique.

15 *Ibid.*, p. 5.

- *L'axiome d'irréversibilité téléologique ou de diachronicité :* un phénomène modélisable est perçu transformation, formant projet au fil du temps. « Le temps est création ou il n'est rien du tout », rappelle Henri Bergson.

- *L'axiome d'inséparabilité ou de récursivité :* un phénomène modélisable est perçu inséparablement comme l'opération et son produit qui peut être producteur de lui-même. L'observation inclut inséparablement le système observé et le système observant[16]. C'est ce qu'on appelle l'implication.

Lemoigne se propose ambitieusement d'élaborer une théorie générale de construction des systèmes qu'il appelle la *théorie du système général* : « Le système général se décrit par une action (un enchevêtrement d'actions) dans un environnement (tapissé de processus) pour quelques projets (finalités, téléologie) fonctionnant (faisant) et se transformant (devenant)[17]. »

Il demande que l'on accepte dans ce travail de construction l'incomplétude : « L'incomplétude ne constituera pas une imperfection regrettable, mais une condition nécessaire à l'anticipation, par simulation d'émergences possibles de comportements nouveaux au sein de ce système complexe[18]. »

**Personnalité, psychothérapie et complexité**

Toutes ces considérations abstraites n'ont pour but que d'introduire la thèse suivante : la personnalité obsessionnelle est un système complexe que l'on va tenter de rendre intelligible en modélisant ses fonctionnements répétitifs personnels et interpersonnels. Bien évidemment, si nous modélisons le fonctionnement de la personnalité obsessionnelle, c'est avec l'espoir que cela nous aide à la faire évoluer. Nous verrons paradoxalement que c'est en renonçant *in fine* à cette modélisation en particulier grâce à l'hypnose que nous ferons évoluer le sujet obsessionnel.

En conséquence, la psychothérapie, qui est une pratique visant à opérer des changements dans la personnalité, objet complexe, est elle-même une intervention complexe.

---

16 *Ibid.*, p. 36.
17 *Ibid.*, p. 40.
18 *Ibid.*, p. 41.

Pages fournit un bon exemple d'une conception complexe de la psychothérapie : « J'entends par là une démarche qui explore les liens entre le système émotionnel, les conflits psychiques inconscients et l'histoire sociale de l'individu et tente de relier de façon transversale des théories et des pratiques relevant de système différents[19]. »

## Les 9 postulats de l'approche complexe

Je résume les considérations précédentes sous la forme de 9 postulats :

1. Premier postulat : la personnalité psychopathologique (et singulièrement la personnalité obsessionnelle) est un objet complexe. Les paramètres qui entrent en ligne de compte pour façonner les symptômes et la problématique sous-jacente sont innombrables. Deux concepts permettent de s'orienter dans cette complexité : les concepts de « système » et de « fonction ».

2. Deuxième postulat : la personnalité peut être modélisée comme un système complexe d'actions. Elle fait l'objet d'une analyse systémique précisant ses frontières avec d'autres systèmes.

3. Troisième postulat : la personnalité en tant que système est caractérisée par des fonctionnements visant certains résultats. Elle fait l'objet d'une analyse fonctionnelle multidimensionnelle.

4. Quatrième postulat : la méthodologie permettant de rendre compte des fonctionnements de la personnalité vise à construire une problématique ; elle se dénomme « problématisation ».

5. Cinquième postulat : l'épistémologie sous-jacente est constructiviste : le réel n'est pas donné mais construit par l'intervenant (le thérapeute) et le patient dans un processus de cocréation.

6. Sixième postulat : l'étude de la personnalité pathologique suppose une approche pluriréférentielle ; chaque référentiel théorique permet de cerner un certain niveau de fonctionnement de la personnalité complexe. Chaque référentiel est un outil pour modéliser un aspect de la personnalité en fonctionnement.

---

19 PAGES (1993), p. 11. Cette définition me paraît essentielle. C'est exactement le sens de ma démarche plurielle.

7. Septième postulat : dans cette conception de la psychothérapie, l'intégration est une rigueur recherchée à deux endroits : dans l'articulation des référentiels auxquels recourt le thérapeute et dans l'assimilation des expériences de changement effectuées par le patient ; mais l'essentiel dans le processus thérapeutique se situe dans la congruence et la continuité de la relation patient-thérapeute.

8. Huitième postulat : l'intervention psychothérapique visant la personnalité complexe est plurielle : elle articule des stratégies se déployant à des niveaux différents ; elle se combine avec des interventions éducatives et sociales.

9. Neuvième postulat : l'approche psychothérapique est polytechnique, chaque technique offre des possibilités d'expériences nouvelles, des leviers favorisant le changement.

Je vais maintenant appliquer chaque postulat à la personnalité obsessionnelle.

**1. La personnalité obsessionnelle est complexe**

Toutes les considérations précédentes introduisent l'idée que la personnalité obsessionnelle est une totalité complexe tissée de processus cognitifs, affectifs, corporels, relationnels ; ces processus sont innombrables et enchevêtrés, relèvent de multiples déterminations et sont en perpétuelle évolution. Mélange subtil de stabilité et d'ouverture, d'autonomie individuelle et de dépendance aux milieux, de liberté et de détermination sociale et biologique. Mais c'est un ensemble où tout se tient, c'est un système de vie où tout est en interdépendance, où l'effet rétroagit sur la cause, où les contradictions, les oppositions s'affrontent. C'est le mystère indescriptible de la personnalité…

La personnalité obsessionnelle possède une forme de complexité particulière dont la problématisation cherchera à rendre compte.

**2. Les systèmes et les niveaux de l'analyse systémique**

Le concept de « système » permet de penser cette complexité. Un système est composé d'éléments innombrables formant un assemblage, une structure. Le système est fait pour fonctionner. L'homme est un système biologique (vivant), une unité corps-esprit dont la finalité est de produire de l'action.

Comme le dit Henri Laborit : « Le système nerveux est fait pour agir[20]. » La personnalité est un vaste système d'actions possibles. Ces actions réelles et possibles sont innombrables et sont en interdépendance.

Ce système est en interaction avec d'autres systèmes sociaux formant son environnement. Il inclut d'autres systèmes biologiques de niveau inférieur formant sa base. L'analyse systémique repère les niveaux systémiques, précise les frontières et les interactions entre systèmes. Une des particularités du système corps-esprit est qu'il est capable de conscientiser ses actions.

En résumé, on peut dire avec Rossi que la personnalité est un *système vivant adaptatif complexe*[21] :

– *système* : ensemble articulé d'éléments en interaction selon des lois, créant un équilibre, ouvert et en évolution ;
– *complexe* : présentant une infinité de paramètres déterminant son action ;
– c'est aussi un *ensemble hiérarchisé* : il est inclus dans des contextes de niveau supérieur et inclut d'autres systèmes biologiques et physiques de niveau inférieur.

## 3. Les dimensions de la personnalité et l'analyse fonctionnelle

*L'analyse fonctionnelle*

On va tenter de rendre intelligible la complexité de la personnalité humaine en modélisant ses divers fonctionnements relatifs à des contextes de vie.

L'homme est un ensemble complexe de fonctions biologiques permettant le maintien de la structure vitale et le développement d'échanges multiples dans un environnement favorable ou hostile. Encore une fois, le but du système humain est d'agir et d'interagir. C'est là sa finalité. L'analyse fonctionnelle permet de préciser les divers fonctionnements et de décliner ses modalités.

Qu'est-ce qui façonne l'action humaine ? On relève trois dimensions dans l'action humaine : l'action est informée, motivée et réalisée. Cela détermine trois grands fonctionnements :

---

20 LABORIT (1990), *L'inhibition de l'action.*

21 ROSSI (2001), *Du symptôme à la lumière.*

– Par ses fonctionnements cognitifs, le sujet pense (conçoit, raisonne), imagine, se souvient. L'information prépare l'action.

– Par ses fonctionnements motivationnels (émotionnels-réactifs avec les émotions et les sentiments ; pulsionnels-dynamiques avec les instincts, les besoins, les désirs), le sujet impulse l'action. C'est là que se situent les deux grandes pulsions : la sexualité et l'agressivité.

– Par ses fonctionnements relationnels, le sujet agit sur les choses et les êtres grâce à sa motricité : il communique avec autrui par des langages et transforme le monde matériel par des gestes. L'action informée et impulsée se réalise extérieurement et concrètement dans le monde.

La cognition, la motivation, la relation sont les trois grandes dimensions de la personnalité et déterminent trois grands types de fonctionnement humain.

J'appelle analyse fonctionnelle [22] la description et la modélisation des fonctionnements cognitifs, motivationnels et relationnels[23].

L'analyse fonctionnelle est essentielle dans l'approche des TOC. Il s'agira de préciser l'importance respective de l'émotionnel, du cognitif, du pulsionnel, du relationnel dans les troubles.

*a)* Les niveaux et les états de conscience

La personnalité a plus ou moins conscience de ses fonctionnements. Les chercheurs se demandent quelle est la fonction de la conscience dans l'action humaine et plus largement dans le processus évolutif. Remarquons d'abord qu'il n'y a pas une conscience unique mais qu'il existe des niveaux et des états de conscience caractérisés par des finalités et des fonctionnements divers. On remarquera ainsi que la conscience de veille à l'œuvre dans la vie quotidienne est une conscience visant l'adaptation au réel et l'action ; que le

---

22 MICHEL (1985 et 1986).

23 Le terme « analyse fonctionnelle » est utilisé par les comportementalistes : cf. la grille de Kansfer et Saslow, le schéma Sorg, Basic Idea de Lazarus/Cottraux/Mollard, la grille Secca de Cottraux. Le terme de « psychothérapie fonctionnelle » est utilisé par Luciano Rispoli dans une perspective psychocorporelle. J'ai défini ma conception de l'analyse fonctionnelle dans deux articles en 1985 et 1986. J'expose ma conception dans les lignes qui suivent. Je me sens plus proche de Rispoli que de Cottraux. La démarche d'analyse fonctionnelle vise essentiellement à permettre la construction des problématiques de personnalité avec une approche multidimensionnelle.

rêve vise à l'assimilation et à l'élaboration du vécu ; que l'hypnose a une fonction d'ouverture et de libéralisation de ce vécu. On remarquera aussi que, dans la veille, la réflexion est plutôt de nature conceptuelle et logique, tandis que, dans le rêve, la pensée est plutôt symbolique.

L'état de conscience caractérisant l'obsessionnel présente un état mental très particulier que je nomme « mauvaise hypnose » qu'il s'agira d'analyser et de faire évoluer.

*b)* Les logiques de fonctionnement

On a vu qu'un système doit être défini par ses fins.

La personnalité est définie par un ensemble de règles de fonctionnement à visée adaptative. C'est l'élément de constance dans les comportements. L'ensemble de ces règles constitue des logiques de fonctionnement, dont l'ensemble définit un système de vie[24].

Quelques définitions :

– *Un fonctionnement* est un ensemble d'opérations produisant un résultat. Un fonctionnement cognitif produit de l'information ; un fonctionnement émotionnel de l'adaptation corporelle au monde ; un fonctionnement motivationnel (instincts-besoins-désirs) le maintien ou un accomplissement de soi ; un fonctionnement relationnel des changements contextuels par des actions.

Exemple : à 13 h 30 hier, j'ai fait du vélo d'appartement.

Un fonctionnement pointe un processus singulier, conjoncturel, épisodique, qui va ou non se répéter. S'il se répète, on utilise d'autres concepts qui connotent la régularité.

– *Un mode ou une modalité de fonctionnement* indique qu'il y a de la répétition, de la régularité dans la façon de produire des résultats ; c'est la manière comportementale récurrente d'obtenir un résultat.

Tous les soirs après le travail, je fais du vélo.

---

24 MICHEL (1985).

– *Une finalité de fonctionnement* précise l'élément de constance dans les buts poursuivis par des fonctionnements : ce que le sujet persiste à rechercher par des moyens différents.

> Je fais du vélo essentiellement pour me changer les idées (et non pas pour voir des paysages, ou pour me déplacer d'un endroit à l'autre).

– *Une logique de fonctionnement* est une régularité dans l'articulation des moyens et des fins.

> Je fais du vélo pour faire disparaître les idées fixes.

– *Un registre de fonctionnement*

Le concept de registre de fonctionnement est très important : il évite de figer définitivement le sujet dans des comportements rigides et unilatéraux. Il pointe les variations, selon les contextes, dans les façons de vivre. Une personnalité dispose de logiques de vie différentes activées selon les moments et les lieux.

On distingue plusieurs sortes de registres de fonctionnement :

– On parle d'« états » lorsque le fonctionnement est caractérisé par un vécu affectif particulier. On dit : « Il est dans un état de déprime, d'agitation… » On parle aussi d'état pour désigner une forme de conscience spécifique. On dit : « Il est en état de veille, de sommeil, d'addiction, d'hypnose, de conscience spirituelle, bref, toute la série des états de conscience modifiée. »

> Quand je suis au travail je me sens stressé, mais quand je suis chez moi devant la télé je me sens calme et reposé.

> Quand j'ai bu de l'alcool je me sens fort et audacieux ; quand j'ai pris du shit, je ne vois plus les problèmes et je me sens hilare.

– On parle de « niveaux de fonctionnement » pour désigner des fonctionnements plus ou moins matures ou immatures, actuels ou régressifs :

> En face de mon patron, je me sens redevenir un gamin, mais le contact avec mon ami renforce ma confiance en moi et mon assurance.

– On parle de « registres contextuels » lorsque les comportements sont liés à des contextes de référence :

Les travaux de Lahire[25] montrent qu'un chef d'entreprise cruel peut être un très doux père de famille…

– On parle de « registres défensifs » lorsqu'ils sont liés aux mécanismes de défense :

Face au danger je réagis toujours par la fuite (attitude phobique), mais mon père réagissait toujours par la provocation (attitude persécutive).

– On parle de « registres fantasmatiques » relativement à la présence de fantasmes :

L'adolescent dans le virtuel des jeux vidéo vit dans un fantasme de toute-puissance ; au collège, il peut se sentir nul et complexé.

– Enfin, on parle de « registres psychopathologiques » pour désigner des modalités psychopathologiques de fonctionnement : une même personnalité peut selon les moments ou les lieux traiter son angoisse sur un mode hystérique, phobique ou paranoïaque. Une personnalité peut effectuer le traitement névrotique de l'agressivité selon une certaine modalité :

On verra que l'obsessionnel se situe dans un registre de traitement de l'agressivité très particulier recourant au mécanisme de l'isolation.

On peut se demander d'ailleurs si guérir ne consiste pas tant à effacer un fonctionnement qu'à acquérir la souplesse de passer d'un état à un autre[26]…

**4. La problématique et la problématisation**

Quand la personnalité échoue à s'adapter au réel, se mettent en place des fonctionnements perturbés, inefficaces, source de souffrance. On parle alors de « problématique de personnalité ». Une problématique est le lien entre un symptôme (ou une souffrance) et une ou des logiques de fonctionnement de personnalité. La personnalité tend à perpétuer ses fonctionnements. Une problématique est la logique de fonctionnement donnant sens au symptôme et à la souffrance du patient. La logique est construite à partir des répétitions observées. La mission spécifique de la psychothérapie est le traitement de

---

25 LAHIRE (1998 et 2002).

26 Je défends une approche plus fonctionnelle que structurelle de la personnalité. Je trouve très dangereux, surtout lorsque le diagnostic n'est pas fondé sur des tests sérieux, d'affirmer que telle personnalité a une structure psychotique, caractérielle ou perverse, comme certains enquêteurs s'autorisent à le dire dans des expertises basées sur le simple ressenti.

ces problématiques. Le TOC, en tant que symptôme névrotique, est un bon exemple. Quels fonctionnements cognitifs, pulsionnels, émotionnels, relationnels se cachent derrière cet étrange symptôme ? C'est à cette question que les chapitres suivants tenteront de répondre.

> La problématique de l'obsessionnel est la gestion de l'agressivité selon certaines modalités défensives ; c'est ce qui donne sens aux symptômes compulsionnels et obsessionnels.

Les personnes prennent l'initiative de rencontrer un thérapeute quand elles ne parviennent pas à changer par leurs propres moyens, lorsqu'elles « tournent en rond ». Un psychothérapeute est un *« empêcheur de tourner en rond »*. L'opportunité de voir un psychothérapeute est la répétition constatée de comportements stériles, indésirés, mais résistant aux efforts volontaires de changement. L'obsessionnel n'en finit pas de ritualiser. Il sait que son comportement est insensé, inefficace, mais il ne parvient pas à y renoncer.

Une problématique n'est jamais observée en tant que telle : elle est construite, modélisée par le thérapeute. Elle se construit progressivement, au terme d'un long cheminement, après beaucoup d'observations collectées par lui-même ou, s'il travaille en équipe, par d'autres intervenants. Elle n'est jamais une vérité établie définitivement. C'est un processus d'élaboration qui n'est jamais terminé. Une problématique n'est qu'un échafaudage provisoire, une construction de la pensée en perpétuelle évolution, une représentation toujours relative à un moment de l'histoire du sujet mais aussi de la relation thérapeutique. En effet, elle procède d'une co-construction du thérapeute et de son patient dans un mouvement d'implication réciproque.

La construction de la problématique se fait en trois étapes :

- La modélisation des logiques de fonctionnement : la construction des logiques de fonctionnement impliquées dans le symptôme procède de l'observation minutieuse des comportements. La problématique est construite avec tâtonnements et ajustements successifs[27]. Le thérapeute, en contact et en échange avec le patient, observe ce qui se répète ou plutôt ce qui a tendance à se répéter. Une logique de fonctionnement est une tendance. Elle ne définit qu'une probabilité d'apparition.

---

27 DELOURME (2001), p. 96.

- L'hypothétisation concernant le sens du symptôme : la construction d'une problématique consiste à établir un lien entre des fonctionnements qui se répètent et le problème (symptôme et souffrance).

- L'évaluation de l'hypothèse : elle s'effectue par le constat de l'efficience des interventions qui découlent de l'hypothèse. C'est un travail de falsification au sens où l'entend Popper[28]. Est vraie toute hypothèse qui n'a pas (encore) été falsifiée. Mais c'est une preuve par défaut. On ne parviendra jamais à prouver qu'une hypothèse est vraie définitivement, seulement qu'elle est fausse. Ainsi élimine-t-on les modèles qui ne permettent pas d'agir efficacement. La preuve est pragmatique.

Dans cette approche, il devient possible de penser, de façon souple, non seulement successivement mais encore simultanément selon des modélisations différentes. Ce qui fonde la possibilité de problématiser de façon différente, c'est le fait que les symptômes (les nœuds) soient surdéterminés[29]. A partir de là, un même problème peut être modélisé de façon différente, successivement ou simultanément. On se rappellera qu'en mathématique un même problème peut recevoir plusieurs solutions. Chaque modèle permet des interventions différentes. A des modélisations complexes correspondent des interventions complexes.

> Concernant la problématisation des TOC, on dispose de plusieurs modèles différents : comportemental, cognitif, psychanalytique…

## 5. L'approche épistémologique constructiviste

Les considérations précédentes impliquent une philosophie de la connaissance que l'on nomme « constructiviste ». Elle pose la question du réel et de sa connaissance.

Si la psychanalyse est profondément idéaliste (le monde est une construction de notre pensée[30]), la TCC est réaliste (le monde existe indépendamment de notre pensée[31]). L'approche systémique de la seconde cybernétique a développé un second point de vue qui combine les deux premiers : ce point

---

28 POPPER (1973).

29 DELOURME (2001), *op. cit.*, p. 62.

30 DELOURME (2001), p. 30.

31 *Ibid.*

de vue est constructiviste[32]. Notons au passage que l'approche systémique (du moins celle qu'on nomme « la seconde cybernétique ») est à la fois une modélisation particulière à partir du concept de « système » mais aussi un appel à réfléchir sur les représentations, à les construire et à les déconstruire. La réalité n'est pas inaccessible, mais elle fait l'objet d'un travail.

Certes, certains chercheurs ont défendu un constructivisme radical. La théorie quantique a établi que c'est l'observateur qui crée la réalité des phénomènes observés. Pour certains physiciens quantiques, c'est la conscience qui crée les caractéristiques de la réalité. Dans le monde quantique, il y a des superpositions d'états. C'est la conscience qui détermine un état comme étant la réalité[33]. Dans la théorie de l'autoréférence de Varela[34], le réel est indissociable de l'état interne du sujet soumis à la clôture opérationnelle.

Mais il existe un constructivisme modéré prôné par des chercheurs comme Watzlawick[35] dans le domaine de l'analyse systémique, Lemoigne[36] dans la démarche de la théorie générale des systèmes ou Melchior[37] dans l'approche de l'hypnose. L'idée est que le réel est si complexe qu'on ne peut que le construire en le représentant par des schémas. Cela est vrai quand l'objet de connaissance est simple ou compliqué, cela est encore plus nécessaire quand l'objet est un système complexe avec une infinité de paramètres et de relations, comme c'est le cas des systèmes humains (personnalité ou groupe). Selon Norcroos & Goldfied[38] citant Mitchell (1991) : « Nous devons apprendre à considérer les différences de perspectives théoriques non comme de malheureuses déviations de la juste compréhension, mais comme des expressions heureuses des innombrables façons d'organiser l'expérience humaine. C'est une position modeste qui concède que le réel est loin de se réduire à ce que nous en savons. Il y a du possible encore invisible dans le réel[39]. » Finalement, nous ne saisissons du réel que ses grandes lignes ou

---

32 MELCHIOR (1998).

33 STAUNE (2007), *op. cit.*, p. 82.

34 VARELA (1989).

35 WATZLAWICK (1972).

36 LEMOIGNE, *op. cit.*

37 MELCHIOR, *op. cit.*

38 NORCROSS & GOLDFRIED (1998), p. 149.

39 DELOURME, *op. cit.*, p. 31.

certains de ses aspects. La métaphore de la grenouille illustre que le réel apparaît différent selon les points de vue adoptés et l'identification d'une figure géométrique continue passe par une construction du regard.

Cette remarque nous introduit à l'approche pluriréférentielle.

## document 26 : métaphores constructivistes : le réel est construit

**que voyez-vous ? la nature de l'objet dépend du regard**

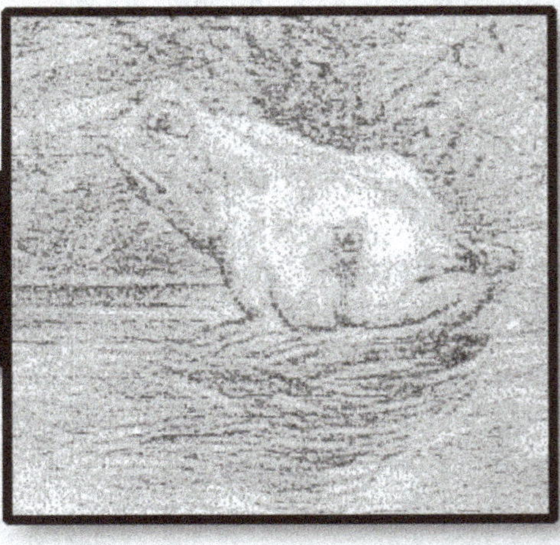

**comment relier ces 9 points par une ligne continue sans rupture ?**

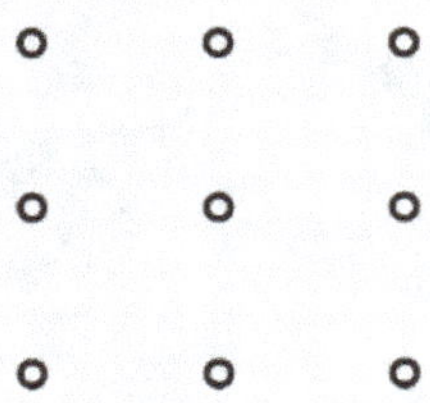

**La solution : sortir du cadre**

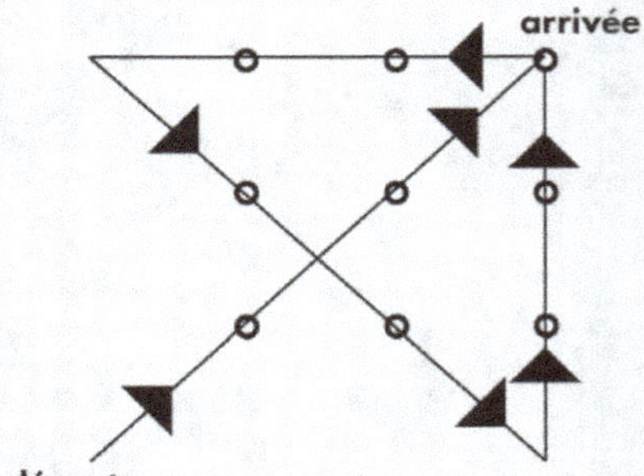

## 6. L'approche pluriréférentielle

Que faire de l'immense base de données constituée par les 400 approches psychothérapiques recensées, de ce formidable trésor accumulé de concepts et de théories ?

Dans le vaste champ de la psychothérapie, il existe neuf grandes théories proposant des modélisations et des interventions différentes. Il est possible de les distinguer parce qu'elles sont fondées sur des paradigmes différents. Comme je l'ai déjà indiqué, un paradigme[40] est un principe ou un modèle servant à décrire ou expliquer un domaine du réel. Le paradigme dit à travers quel prisme on peut appréhender le réel, par quel principe fondamental on peut le comprendre. On décrit le réel ou on l'explique « en termes de… ». Le terme de référentiel rend compte du corpus théorique s'organisant autour du paradigme. Il dit aussi, en conséquence, comment on peut agir sur ce réel et le changer et précise quelles sont les techniques thérapeutiques les mieux à même de favoriser le changement. Dans le champ clinique, on peut identifier schématiquement plusieurs grands courants, se scindant eux-mêmes en plusieurs branches[41]. Il est important de distinguer les paradigmes (principes théoriques) et les techniques qui en découlent. On distingue :

1. et 2. Les thérapies comportementales et cognitives (TCC)

Pour la thérapie comportementale classique, les problèmes viennent de la persistance des habitudes comportementales. Le paradigme est le concept d'*habitude apprise* par le jeu du renforcement. Les actions sont reproduites par le sujet en fonction de la gratification et de l'évitement de la punition. Les principes du changement sont *le déconditionnement et l'habituation.*

Pour la thérapie cognitive, les problèmes viennent de la force et de la prégnance des *représentations*, plus ou moins conscientes, sous-jacentes aux

---

40 Le terme paradigme scientifique a été introduit par Thomas Samuel KUHN dans son livre *La structure des révolutions scientifiques* (1962). Kuhn définit un paradigme scientifique comme suit : un ensemble d'observations et de faits avérés ; un ensemble de questions en relation avec le sujet qui se posent et doivent être résolues ; des indications méthodologiques (comment ces questions doivent être posées) ; comment les résultats de la recherche scientifique doivent être interprétés.

41 On pourra se référer à l'excellent panorama des thérapies intitulé « Les psychothérapies, guide et bilan critique », in *Les grands dossiers des sciences humaines* n° 15 (juin-juillet-août 2009).

comportements. Celles-ci modulent les réactions. Le paradigme est celui de représentation. Le principe du changement est *la restructuration cognitive.*

Les deux thérapies sont généralement combinées pour tenir compte des deux facteurs déterminant les comportements, à savoir le renforcement et la représentation.

3. Les thérapies psychodynamiques

Pour les thérapies psychodynamiques (ou psychanalyses) de la tradition freudienne, les problèmes viennent de ce que les comportements conscients sont affectés par des processus inconscients (mécanismes de défense et fantasmes). Pour les psychanalyses[42] : le paradigme, c'est *l'inconscient* dont le contenu est très variable selon les auteurs (pulsion sexuelle infantile, pulsion de mort, volonté de puissance, archétypes, structure langagière, réservoir de ressources…). On recherche le sens caché d'un processus ou d'un comportement. On procède à son interprétation. Le sens d'un comportement trouve son explication dans les processus inconscients. Dans cette approche psychodynamique, le principe du changement est *la prise de conscience* réalisée dans l'expérience transférentielle, l'analyse des associations libres, du rêve et des lapsus.

4. Les thérapies humanistes

Les thérapies humanistes sont des variantes ou des dérivées de la psychanalyse. Pour elles, les problèmes psychologiques viennent des blocages dans le développement de la personnalité. On peut considérer que le paradigme de ces thérapies est précisément le concept très dynamique de « développement de la personnalité ». Elles sont un élargissement de la psychanalyse freudienne, qui peut sembler trop centrée sur la sexualité. L'ouvrage fondateur est *Le développement de la personne* de Rogers (1968). L'élargissement opère tous azimuts : sont pris en compte l'émotion et le corps (avec les thérapies dites émotionnelles ou corporelles, au premier rang desquelles trône la bioénergie de Lowen d'inspiration reichienne), les

---

[42] La psychanalyse est-elle une psychothérapie ? Question polémique par excellence. La psychothérapie vise spécifiquement le changement ; l'analyse vise plus la compréhension des choses et attend le changement comme un surcroît. Notons que, quand la psychanalyse se fait psychothérapique, elle utilise l'association libre comme base de l'expérience analytique, et l'interprétation langagière et l'analyse du transfert comme outils. La psychanalyse freudienne (celle de Freud), quand elle se veut psychothérapique, se réfère à une modélisation très partiale centrée sur la théorie de la sexualité, du refoulement, de l'œdipe.

relations (avec l'analyse transactionnelle de Berne, la Gestalt-thérapie de Perls, le psychodrame analytique de Moreno revu par Lebovici), le rêve (avec le rêve éveillé de Desoille), l'histoire infantile (avec le rebith d'Orr, la thérapie primale de Janov). Tout en reprenant de larges pans de la théorie psychanalytique originelle, ces thérapies donnent plus d'importance à la résolution des problèmes concrets de vie et se centrent sur ce qui se passe « ici et maintenant ». La Gestalt-thérapie est sans doute une des thérapies humanistes les plus élaborées : elle tend à devenir la référence dans le champ multiforme des thérapies humanistes[43]. Toutes ces thérapies recourent à des techniques de *déblocage de la personnalité*.

5. Les approches systémiques

Pour ces approches, le paradigme est le concept de *système groupal*. Les symptômes viennent de l'appartenance et/ou de l'aliénation d'un sujet (dénommé « patient désigné ») à un milieu pathogène. Le principe du changement est la modification des règles du système, permettant au sujet ou bien de ne plus être soumis à manipulation ou bien de trouver son émancipation. C'est au sein de ce courant que la démarche épistémologique constructiviste a été élaborée. La plus connue de ces approches est l'Ecole dite de « Palo Alto[44] ».

Le paradigme s'applique aussi à la personnalité que l'on peut considérer comme un ensemble de parties en interaction. C'est l'approche de la méthode IFS de Schwarz[45].

6. L'ethnopsychiatrie

Pour cette discipline, les problèmes viennent des *croyances en l'influence des forces occultes*, particulièrement des esprits. Elle place cette croyance culturelle comme paradigme. Celle-ci est présente dans de nombreuses sociétés primitives, mais on la retrouve à l'époque contemporaine. Le principe du changement est *le rituel magique* (pratiqué souvent dans l'état de

---

43 MARC (2000), *Le guide pratique des psychothérapies*.

44 Cette approche psychothérapique trouve son inspiration directe dans les travaux sur la communication et la cybernétique. Il existe de nombreuses variantes systémiques.

45 SCHWARZ (2009).

transe par le guérisseur ou le chaman). Tobie Nathan[46] est un des représentants de l'ethnopsychiatrie les plus marquants.

7. Les thérapies existentielles

Les thérapies existentielles sont fondées sur la recherche du *sens de la vie.* Celui-ci est le paradigme de ces thérapies. Les plus connues sont la logothérapie de Viktor Frankl[47], la thérapie existentielle d'Irvin Yalom, ou la thérapie centrée sur le sens de Paul Wong. Toutes ces thérapies misent, comme méthodes de transformation de la vie, sur *la responsabilité et l'engagement.*

8. Les neurothérapies

Leur particularité est de chercher des gestes ou des paroles qui agissent directement sur les circuits neurologiques déterminant certains fonctionnements psychiques et comportementaux. Le paradigme est celui de *pattern de comportement* et sa finalité *la programmation/déprogrammation neurologique*. Je citerai trois courants bien connus : la PNL ou programmation neurolinguistique de Gringer & Bandler[48], opérant de multiples remaniements dans la saisie des informations, au niveau des représentations, des croyances et des valeurs ; les thérapies des mouvements oculaires (EMDR et IMO[49]), permettant de désenclaver et assimiler les traumatismes psychiques ; et enfin la très récente neurothérapie de Clair & Trybou, permettant de casser les rituels obsessionnels.

9. L'art-thérapie

Je parle ici de l'art-thérapie qui ne se contente pas d'utiliser l'art comme un support d'expression parmi d'autres (approche analytique) ou comme un prétexte à produire des émotions (approche émotionnelle) mais comme une démarche *sui generis*. Je défends une conception radicale de l'art-thérapie. Son paradigme est celui d'*imagination créatrice* et sa technique *la créativité.* Les problèmes psychopathologiques viennent de ce que le sujet reste figé

---

[46] NATHAN (1995), « Manifeste pour une psychopathologie scientifique », in *Médecins et sorciers.* Le dernier chapitre de cette troisième partie s'interroge si l'ethnopsychiatrie doit être rangée dans les thérapies rationnelles ou les thérapies irrationnelles.

[47] FRANKL (2012), *Le dieu inconscient.*

[48] GRINGER & BANDLER (1982), *Les secrets de la communication.*

[49] BEAULIEU (2005), *L'intégration par les mouvements oculaires.*

dans un immobilisme psychocorporel stérile et subit une faille de l'imaginaire. Le principe du changement réside dans l'acte créateur retrouvé qui redonne vie, énergie et mouvement au patient, dans le cadre d'une expérience sensori-motrice esthétique. Ici l'art-thérapie n'est pas conçu seulement comme une médiation par l'art introduisant à l'analyse, mais comme un processus spécifique de changement. Si la psychanalyse parle de sublimation artistique des pulsions inconscientes, l'art-thérapie parlera plutôt de dépassement des problèmes par la relance de l'être profond et le contact avec une réalité élargie. L'art introduit à la dimension invisible et indicible. On est proche du courant suivant.

10. Les thérapies de la conscience

Les problèmes viennent de l'étroitesse de la *conscience*. Le paradigme est *l'ouverture et l'approfondissement de la conscience par des changements de niveaux*, chaque niveau étant caractérisé par un état psychique et comportemental particulier. Le principe du changement est la variation de niveau de conscience qui a pour effet de modifier les états et d'ouvrir aux changements. L'auto-guérison est souvent préconisée : le sujet puise en lui des ressources oubliées ou inexploitées ou s'ouvre à l'énergie du monde.

– L'hypnose est un état de conscience modifiée apprécié pour son pouvoir thérapeutique. L'hypnose, produite principalement par suggestion, a comme conséquence d'accentuer cette même suggestion : elle induit des états de conscience favorables au changement. Dans l'hypnothérapie des TOC, ce point est essentiel. Le thérapeute sort le patient de sa mauvaise hypnose centrée sur le mental et l'introduit dans des états non mentaux[50].

– Le travail par le rêve éveillé (Desoille) déverrouille le conscient.

– L'expérience yogique, d'inspiration hindouiste ou bouddhiste, vise aussi cet élargissement de la conscience. L'expérience mystique préconisée par les religions occidentales monothéistes va dans ce sens. On peut regrouper les thérapies d'inspiration religieuse sous le terme de thérapies spiritualistes.

---

50 Le dernier chapitre précise et remanie cette conception étatique de l'hypnose. Il remanie cette classification et donne aux thérapies de la conscience une place à part.

– Mais d'autres auteurs, sans références religieuses directes, préconisent une conscience élargie : archétypale chez Jung[51], transpersonnelle chez Grof[52], transcendantale chez Chopra[53], humaniste chez Lockert[54]. Selon ces conceptions, dans l'expérience spirituelle, la conscience récupère le soi profond, passe les frontières du moi et devient conscience groupale, archétypale, puis conscience cosmique. L'éveil de la conscience brise le carcan du symptôme, énergétise le sujet et fait vivre des expériences intemporelles, aspatiales et acausales. On entre vite dans un domaine où les croyances prennent le pas sur l'expérience évaluée.

11. Pour terminer je citerai tous les courants orientalistes qui, se fondant sur le paradigme d'énergie psychique, préconisent le déblocage, l'équilibration, la réharmonisation des courants énergétiques. L'acupuncture travaille sur cette base.

Il n'est pas simple de récapituler et de classer les psychothérapies. La référence au concept de paradigme fournit un fil conducteur. Le problème est de savoir comment articuler ces diverses thérapies. A l'aune de la scientificité, qui a tort, qui a raison ? C'est là qu'il importe de prendre une posture épistémologique tenant compte de la complexité de la personnalité et des groupes humains. Mais comment intégrer cette riche base de données que forme l'ensemble des écoles psychothérapiques ? Durant des décennies, la psychanalyse a tenu une position hégémonique. Ce n'est plus vrai aujourd'hui. Mais chaque nouvelle école prétend à la vérité exclusive. On voit bien que les différentes théories s'intéressent à certains aspects des fonctionnements humains. Chaque paradigme définit un niveau de réalité, est opérant pour ce niveau de réalité et prévoit un ordre d'influence et de détermination[55]. L'erreur de ces modèles, pertinents à un certain niveau, est d'avoir voulu opérer une généralisation de leur paradigme à tous les niveaux de la réalité et d'avoir refusé de prendre au sérieux d'autres paradigmes.

---

51 JUNG (1987).

52 GROF (1984).

53 CHOPRA (1990 et 2004).

54 LOCKERT (2010-2012).

55 Il y a cependant des approches transversales, telle la théorie fractale (DUBOIS-CHALINE, 2006).

Document 27 : Le tableau des thérapies

| | LES THERAPIES | LES PARADIGMES | LA FINALITE DES THERAPIES |
|---|---|---|---|
| 1 | les thérapies comportementales | les habitudes apprises et le renforcement | déconditionnement et désensibilisation |
| 2 | les thérapies cognitives | les représentations | restructuration |
| 3 | les thérapies psycho-dynamiques *( les psychanalyses )* | l'inconscient | la prise de conscience |
| 4 | les thérapies humanistes | le développement de la personnalité | déblocage et épanouissement de la personnalité |
| 5 | les approches systémiques | système *( groupe ou personnalité )* | modification des règles et de l'interaction des éléments du système |
| 6 | l'ethnopsychiatrie | les croyances magiques | les rituels libératoires |
| 7 | les thérapies existentielles | le sens | la responsabilité, l'engagement |
| 8 | les neurothérapies | les pattern de comportement | programmation / déprogrammation |
| 9 | l'art-thérapie | l'imaginaire | libérer la créativité |
| 10 | les thérapies de la conscience | les niveaux de conscience | ouverture et approfondissement de la conscience |
| 11 | les thérapies orientales | l'énergie | libérer l'énergie |

Comment modéliser un trouble psychopathologique en tenant compte de la complexité de ses déterminations ? Prenons la métaphore de l'architecte et de l'immeuble. La modélisation qui permet de rendre compte de l'évacuation sanitaire n'a rien à voir avec celle qui rend compte des phénomènes d'isolation thermique, même si des liens transversaux peuvent exister. Au final, la prise en compte de l'ensemble des niveaux contribuera à l'édification d'un système global. Il est possible d'utiliser des paradigmes différents à condition d'avoir une vision d'ensemble et de distinguer les niveaux. Il n'est pas impossible de mettre chaque niveau à l'épreuve de paradigmes différents.

Si on adhère à cette épistémologie de la complexité, on accepte l'idée de faire jouer des points de vue variés, de recourir à des grilles de lecture différentes pour éclairer les problèmes psychopathologiques. Si on accepte l'idée que les symptômes sont des lieux où se cristallisent les problèmes, on accepte l'idée que ces symptômes peuvent et même doivent faire l'objet d'une approche pluriréférentielle.

## 7. La recherche de l'intégration

Peut-on travailler sur la complexité sans se préoccuper de la question sinon de l'intégration du moins de l'articulation des approches ? Cette préoccupation est-elle l'avatar d'une position épistémologique dépassée ? Même dans une épistémologie de la complexité, persiste chez de nombreux chercheurs le souci d'intégration théorique. Dans ce cas, il est urgent de se demander quelle conception de l'intégration convient à l'approche complexe.

Avant que n'apparaisse l'épistémologie constructiviste dans les sciences humaines et l'épistémologie quantique dans les sciences physiques, se trouvaient facilement taxés d'incohérence et de schizophrénie les adeptes de la démarche intégrative. Aujourd'hui, avec les avancées de l'épistémologie de la complexité, la question n'est plus celle de la cohérence mais celle de la représentation, de la modélisation, de la simulation des savoirs[56].

Dans le déroulement d'une psychothérapie, on peut historiquement distinguer trois niveaux d'intégration :

- En un premier sens, l'intégration théorique est dans la pensée de l'intervenant. Le thérapeute cherche à intégrer ses observations en recourant à des référentiels différents. Il me semble alors que l'approche fonctionnelle de la personnalité est un excellent cadre de l'intégration : les concepts de fonction et de niveau systémique fournissent le principe d'intégration.

- En un deuxième sens, le principe d'intégration, c'est l'expérience vécue par le patient. On suppose que le sujet est capable d'intégrer les interventions plurielles, de faire le lien entre elles dans le cadre de la relation thérapeutique continuée.

---

[56] On peut établir un parallèle entre l'épistémologie de la complexité qui use de paradigmes différents en multipliant les simulations – cf. l'excellent article de Stéphane Rufy, « La simulation numérique, nouvel outil d'intégration des savoirs », in *La Recherche*, n° 489 (juillet-août 2014), dossier « Qu'est-ce que le réel » ? – et la façon de vivre du citoyen ordinaire qui clive sans cesse les secteurs de sa vie, passe constamment d'un plan à un autre, utilise des référentiels divers pour circuler dans les espaces-temps de son quotidien, pour se déplacer dans des univers virtuels multivariés.

- En un troisième sens, c'est la relation patient-thérapeute qui est le creuset de l'intégration.

- Je préciserai enfin ma conception del'intégration

*A. L'intégration théorique*[57]

On attend du thérapeute qu'il soit cohérent dans sa représentation du problème. L'intervenant en situation peut adopter diverses postures. Le souci d'intégration théorique se trouve géré ou réglé au moins de trois façons :

1. Par dogmatisme ou intégrisme

Un jour un chercheur-praticien, dans un contexte de travail particulier, découvre un phénomène, un processus qui tend à se reproduire ; il construit alors une théorie générale qui a vocation à tout expliquer, bien au-delà du cadre de la découverte. Ce fut le cas de Freud. La théorie, séduisante, s'auto-valide, s'immunise contre la critique (Politzer). Les adeptes montrent ignorance et mépris pour les autres approches et postulent a priori, sans vérification, leur inefficacité. Quelquefois, l'un d'entre eux, un élève ou un adepte, manifeste une certaine ouverture : il se plaît à retrouver dans la théorie des autres des éléments de détail confirmant la doctrine du maître ou pousse l'effort jusqu'à tordre, réduire, assimiler la théorie étrangère dans le sens de la doctrine principale en en tuant l'originalité. On est très loin de l'épistémologie de la complexité.

Dans ce cas, l'intégration s'opère par assimilation déformante des autres théories.

2. Par syncrétisme

D'autres, tels des apprentis sorciers, sans souci d'unité, de cohérence ou de déontologie, juxtaposent, font flèche de tout bois, érigent des fatras, risquant chaos ou schizophrénie, c'est l'éclectisme. Ici, rien à voir non plus avec l'épistémologie de la complexité.

---

57 Sur le sujet, on pourra lire deux ouvrages-clefs : celui de NORCROSS & GOLDFIELD (1998), et celui de CHAMBON & MARIE-CARDINE (2003).

3. Par intégration proprement dite

L'intégration peut alors s'effectuer de cinq manières :

*a) Par création d'une nouvelle théorie à partir de théories préexistantes*

Le novateur opère par synthèse partielle, métissage, hybridation de deux ou trois théories[58]. Par exemple, l'analyse transactionnelle jette des ponts entre la théorie de la communication, la psychanalyse et l'approche systémique ; la PNL réunit la théorie de la communication, l'hypnose éricksonnienne et la psychologie cognitive. La thérapie familiale analytique de Jean Lemaire associe la psychanalyse et l'analyse systémique. Ces rapprochements et ces synthèses dessinent des zones d'interférence mais gomment les différences. On cherche les grands points communs dans la théorie.

*b) Par la mise en lien de thérapies différentes et par identification des processus communs*

On ne cherche pas des points communs théoriques mais, plus modestement, des processus communs rencontrés dans des champs cliniques différents. Par exemple, on repère des mécanismes de défense ou des amalgames défensifs[59] ou des facteurs efficients communs : ce peut être les ressorts du changement, la qualité de la relation, la force de la motivation, le sentiment d'efficacité personnelle, l'expérience du changement[60]. On passe des métathéories peu explicatives à des théories intermédiaires situées à un niveau moyen d'abstraction[61].

*c) La recherche des structures communes*

Un troisième courant épistémologique recherchant des structures communes, assez minoritaire, inspire certains auteurs. Rappelons que les premiers à avoir défendu cette recherche sont les stoïciens de l'Antiquité. L'approche du structuralisme français des années 1970-1980 a influencé certains

58 DELOURME (2001).
59 PAGES (1993).
60 MARC (1993).
61 DELOURME (2001), *Pour une thérapie plurielle,* p. 61.

psychanalystes. Aujourd'hui, les théories holographiques ou fractales peuvent quelquefois inspirer d'autres auteurs[62].

*d) L'articulation dans le maintien de la différence*

Des théories considérées comme différentes sont appliquées aux divers niveaux d'une organisation systémique complexe. On s'inscrit alors dans une épistémologie nouvelle, car il ne s'agit plus de nier des différences en recherchant des ressemblances. Il s'agit d'articuler de façon dialectique des différences. Selon les niveaux étudiés, les paradigmes peuvent être différents, on peut explorer un même champ avec des paradigmes différents. On entre alors dans une épistémologie de la complexité.

– L'approche de Pages[63] en fournit un bon exemple. La psychothérapie est une « pratique complexe : méthodologie d'intervention articulant des méthodes relevant de disciplines différentes… » (p. 308) ; « J'entends par là une démarche qui explore les liens entre le système émotionnel, les conflits psychiques inconscients et l'histoire sociale de l'individu et tente de relier de façon transversale des théories et des pratiques relevant de systèmes différents » (p. 11) ; ou encore : « C'est une méthodologie d'intervention qui articule des méthodes d'origines et de visées différentes, qui distingue le système corporel, cognitif, émotionnel, familial » (p. 12) ; « La démarche complexe nous amène ainsi à raisonner, toutes les fois que cela est possible, en contraires qui s'opposent mais ne s'excluent pas, plutôt qu'en contradictoires… » (p. 61). Pages définit ainsi l'objet complexe : « Mode de construction de l'objet scientifique le situant au carrefour de processus d'ordres différents, par exemple biologique, inconscient, émotionnel, sociologique, et à des paliers différents, individuels, groupal, organisationnel, social » (p. 307). En résumé, Pages fait appel à des disciplines différentes et articule des théories cliniques différentes. Il emprunte la définition de Delourme : « Intégrer n'est pas synthétiser mais c'est articuler des différences[64]. »

– Cette citation nous introduit à l'approche d'Alain Delourme, qui insiste sur la multidimensionnalité du sujet humain : « Celui-ci est un être multiple, à la fois biologique, corporel, affectif, cognitif et spirituel. C'est un être multiple

---

62 Je pense à la théorie des champs morphiques de Rupert Sheldrake.
63 PAGES (1993).
64 DELOURME, *op. cit.*, p. 66.

que cherche à identifier et dépeindre l'approche complexe[65]… »; « Tout est en interrelation : tout ce que vit le sujet à des niveaux multiples, tout ce qu'il vit de façon connue ou mystérieuse avec les autres et l'environnement. Etre intégratif, c'est accepter la variété des paradigmes et la variété des méthodes[66]… » ; « C'est provoquer une fertilisation des méthodes[67] ».

En résumé, comme le dit Marc, l'attitude intégrative « implique autant la contradiction que l'assimilation d'approches et de techniques différentes[68] ». On peut la définir comme l'articulation entre des divergences et des convergences.

*e) La défiance à l'égard de l'intégration : l'attitude de non-savoir et d'observation souple et critique de Roustang*[69]

François Roustang occupe une place à part dans le champ de la psychothérapie. D'abord psychanalyste lacanien, cet auteur adhère à l'hypnothérapie en soutenant toutefois un point de vue original. Pour lui, il est inutile et stérile de se référer à des théories dans le temps du travail clinique. Un système de pensée que l'on veut maintenir intact devient une camisole de force qui interdit le mouvement. On peut dire que la théorie entartre, calcifie la pensée. Même le recours (intégratif) à des théories multiples ne résout pas le problème. Roustang invite donc le thérapeute à rester dans la relation immédiate, continue et exigeante fondée sur l'observation attentive et ouverte. Le recours à la théorie est préalable. La théorie ne sert qu'à ouvrir le thérapeute à de multiples possibilités et à assouplir et entraîner son regard et sa pensée. Il s'agit de laisser surgir le réel sans l'enfermer dans les catégories ou les concepts qui deviennent vite des coquilles vides de sens. Roustang préconise une pensée et des concepts autobiodégradables. Rester dans l'attente du possible et l'incertitude du savoir. Ne jamais se laisser enfermer dans des théories mais garder une pensée mobile, curieuse, au plus près de l'observation, une pensée critique procédant par essais et erreurs[70].

---

[65] *Ibid.*, p. 27.
[66] *Ibid.*, p. 42.
[67] *Ibid.*, p. 201.
[68] MARC, cité par DELOURME (2001), p. 20.
[69] ROUSTANG, voir en particulier 1994/2003, 2000, 2003, 2006.
[70] ROUSTANG, cité par DELOURME (2001), p. 97.

Que penser de cette attitude radicale et exigeante à la fois ? Remarquons d'abord que Roustang ne va pas jusqu'à éliminer toute pensée théorique. Il dit seulement que la théorie n'est qu'un préalable et doit servir à expérimenter et à explorer certaines directions. Je suis complètement d'accord pour dire qu'il faut toujours garder une pensée souple proche de l'observation et du vécu. Mais je pense également que la prétention à réfléchir scientifiquement est légitime, même dans le champ clinique. Certes, on n'est pas là dans le domaine des sciences exactes, mais il est important de dire comment on pense ce que l'on pense du patient et comment on modélise sa problématique. Je pense aussi que, si on ne modélise pas un minimum, pour se situer par rapport à lui, on risque de passer à côté et de le perdre. En revanche, dans un second temps qui est le temps du changement – et là je suis complètement d'accord avec Roustang –, il faut en effet laisser de côté la théorie et entrer dans une relation autre avec le patient. L'ordre de la compréhension n'est pas celui du changement. Ce lâcher-prise théorique est particulièrement indispensable dans le traitement des TOC que l'on peut considérer comme un trouble du mental (surcogitation). Pour que s'opère un changement, il faut que thérapeute et patient s'arrêtent simultanément de penser. L'expérience hypnotique fournit cette possibilité. Mais la recherche clinique préalable (à visée scientifique) demeure à mon sens légitime.

*B) L'intégration par le patient*

Certains auteurs défendent un point de vue nuancé[71]. Pour eux, la question de l'intégration des théories dans l'esprit du thérapeute est un faux problème. Chacun d'entre nous est immergé dans un monde relationnel dans lequel il y a autant de visions du monde que de personnes et se trouve sollicité par des points de vue multiples. Les contacts numériques décuplent les sollicitations. Que se passe-t-il alors ? Chacun d'entre nous s'approprie ce qui lui est utile. Il pourrait en être de même dans une thérapie. Le thérapeute, dans un esprit d'ouverture, peut non seulement varier les points de vue et proposer divers paradigmes comme des clefs possibles mais surtout multiplier les expériences induites par les techniques.

Au fond, le patient n'a pas tant besoin de comprendre ce qu'il fait que de vivre des expériences qui vont susciter le changement. Il ne faut pas sous-estimer les capacités intégratrices d'un patient. S'il y a une intégration à

[71] DELOURME, *op. cit.*, p. 201.

rechercher, c'est plutôt celle du patient. Quant aux expériences décisives, c'est au patient de les repérer : il sait choisir ce qui lui convient. Le rôle du thérapeute serait surtout de ne pas empêcher que quelque chose se passe tout seul et de cesser de vouloir être la mouche du coche !

*C) L'intégration par la relation thérapeutique*

La préoccupation essentielle et même déterminante pour un thérapeute, même s'il est guidé par des références théoriques, est de rester ouvert à ce qui peut advenir. Chaque moment de la thérapie apporte des expériences cognitives émotionnelles, relationnelles différentes et on peut espérer que le patient saura en tirer parti.

Vu sous cet angle, le facteur d'alliance thérapeutique serait déterminant, avec les qualités que propose Rogers, à savoir l'empathie, la considération positive, la congruence et j'ajouterai la continuité temporelle et la résonance[72] ; dans la transparence, l'authenticité. Le plus important serait de garantir la continuité de la relation thérapeutique et la construction de cette *Troisième histoire* dont parle Jean-Marie Delacroix[73].

*D) Ma conception de l' intégration*

Dans la phase préalable de modélisation scientifique, je revendique une approche intégrative assez proche de celles de Delourme et de Pages. Je recours à des théories différentes autorisant des interventions également différentes.

Une remarque préalable : l'étude clinique doit faire l'objet d'une modélisation qui tienne compte de l'insertion sociale. Je propose que l'on regarde le sujet humain non pas de façon isolée mais en interaction avec ses contextes de vie. Il est engagé dans différents groupes avec qui il forme des systèmes occasionnels ou permanents. Dans ces contextes, il agit et interagit. L'objet de la psychothérapie est de modifier cette interaction lorsqu'elle est perturbée. C'est ce qui se passe quand un sujet souffre de TOC. Il établit avec le monde un contact distancié ou rigide.

---

[72] Cf. l'article de ce second tome « Hypnose et résonance ».

[73] DELACROIX (2006).

Ce point rappelé, je précise les deux concepts/outils qui me permettent d'opérer une modélisation systémique intégrative :

1. le concept de « niveau fonctionnel » ;
2. le concept de « logique de fonctionnement ».

Dans ses différents contextes de vie, le sujet agit et réagit, de façon complexe, en mobilisant ses fonctions cognitives, émotionnelles, pulsionnelles et relationnelles. On peut parler de niveaux de fonctionnement et de logiques de fonctionnement relatifs à ces niveaux. J'ai nommé problématique l'ensemble des logiques fonctionnelles rendant comptant du problème de vie du patient.

Dans le cas du TOC, j'ai distingué quatre niveaux fonctionnels caractérisés par des logiques de fonctionnement particulières, chaque niveau pouvant être éclairé par des théories et donc des paradigmes différents.

– Le niveau 1 gère l'agressivité et le recours à un mécanisme de défense primordial ; le paradigme de l'inconscient défensif appartenant à la théorie psychanalytique est une référence essentielle. Mais le référentiel systémique (à l'œuvre dans le système familial intérieur structuré en parties de soi) peut être utilisé. Enfin si le niveau 1 est perturbé par un traumatisme, on pourra utiliser le référentiel neuropsychologique de l'IMO.

– Le niveau 2 gère l'énergie montée dans le mental et la difficile maîtrise de la pensée : les paradigmes de représentation mentale et de croyance appartenant à la thérapie cognitive sont des références incontournables.

– Le niveau 3 gère l'angoisse suscitée par les idées de malheurs : les paradigmes d'habituation et de croyance superstitieuse, appartenant respectivement à la thérapie comportementale et à l'ethnopsychiatrie, sont des références indispensables.

– Le niveau 4 enveloppe tous les comportements en cherchant à les prémunir du risque du mal : le paradigme d'habituation de la thérapie comportementale devient essentiel.

Le paradigme de développement est utile pour éclairer la formation et le maintien des symptômes corporels.

Le paradigme de régulation systémique est une référence utile toutes les fois qu'aux différents niveaux se créent des cercles vicieux et pour rendre compte du maintien du système de vie.

Enfin, chaque niveau peut être analysé comme « état de conscience » aux propriétés particulières et que l'hypnose va modifier[74].

Il apparaît qu'un même niveau peut être éclairé par des référentiels différents et qu'un même référentiel peut être utile à plusieurs niveaux.

Il ne s'agit pas tant de synthétiser des théories ou des référentiels différents que de les articuler pour construire une problématique. Il est clair que chaque référentiel est plus ou moins pertinent pour éclairer certains aspects du comportement humain. En parlant de façon constructiviste, on dira que le thérapeute construit la réalité clinique dans le seul but de la transformer. Dans ce cadre représentatif, il va rechercher de façon privilégiée les expériences cruciales suscitant le changement.

**8. L'approche plurielle**

L'approche plurielle est la conséquence de l'approche intégrative. Chaque niveau fonctionnel éclairé par des référentiels spécifiques va faire l'objet d'interventions également variées. Le terme pluriel signifie que le thérapeute s'autorise à utiliser diverses stratégies d'intervention visant le changement. Chaque référentiel s'organise autour d'un paradigme explicatif offrant une possibilité d'intervention. Par exemple, le paradigme d'habituation essentiel dans la thérapie comportementale suggère le changement par déconditionnement[75]. La neuropsychologie de l'IMO qui pose le clivage du trauma vise l'intégration du traumatisme.

En ce qui concerne le TOC, chaque niveau sera traité par des stratégies d'intervention découlant des référentiels utilisés comme grille de lecture.

Le changement ne sera opéré qu'à la condition de conjuguer des stratégies d'intervention s'effectuant à des niveaux multiples. Inversement, il arrive que l'intervenant découvre un point crucial dont la modification entraîne les changements à de multiples niveaux.

---

74 L'hypnose expose le symptôme à une expérience fondamentale qui à la fois fait surgir sa complexion et la dissout dans un vécu de liberté et de fluidité.

75 On se rapportera au tableau précédent.

Un thérapeute « pluriel » accepte l'idée qu'il va devoir mettre en place successivement, quelquefois quasi simultanément à différents niveaux, des interventions variées correspondant aux grilles de lecture qu'il fait « jouer » sur le moment.

## 9. L'approche polytechnique

L'approche polytechnique est une autre conséquence de la complexité de la personne humaine. Toute intervention, qu'elle soit éducative, sociale ou thérapeutique, est rarement simple ou unilatérale.

Il est important de ne pas confondre une stratégie d'intervention et les techniques qui la réalisent. Ainsi, il existe plusieurs techniques favorisant la déshabituation au rituel : la technique classique ESPR (Mayer), la technique PSG que je préconise, la technique du sabotage (Clair & Trybou). Il me semble légitime d'en essayer ou d'en conjuguer plusieurs, dans un souci d'efficacité maximale. Dans la seconde partie de cet essai qui se veut un guide pour le thérapeute, je propose de nombreuses techniques d'intervention relatives à chaque niveau du TOC.

Rappelons qu'une technique n'est pas une recette rigide ou un programme formaté mais d'abord une opportunité d'expérience. Je cite volontiers une phrase de Satprem, disciple français de Sri Aurobindo : « La valeur d'une expérience se mesure à son pouvoir de transformation de la vie[76]. » C'est le but que j'assigne à toute technique. Une technique n'est rien d'autre qu'une possibilité d'expérience.

---

[76] SATPREM (1970).

## Chapitre 2

# QU'EST-CE QUE L'AGRESSIVITE ?

Article inédit
écrit en 2010 et actualisé en 2014

# DEFINITION DE L'AGRESSIVITE

## Les ambiguïtés du concept

Dans le champ clinique, il est des mots que l'on emploie à tout propos sans prendre soin de les définir avec précision. Le mot « agressivité » est l'un de ces mots polysémiques. La résistance à produire une définition claire vient sans doute du fait que le thème donne lieu à de vives polémiques scientifiques et idéologiques. Il suffit que l'on prononce le mot « agressivité » pour que les esprits s'enflamment. Il n'existe dans le langage courant aucun consensus sur ce qu'est l'agression et sur les comportements qu'elle recouvre. Le terme d'agression est entaché de stéréotypes et de valeurs. La plupart du temps, il s'avère être le résultat de jugements circonstanciels de la part des acteurs[77].

D'entrée de jeu, j'annonce le sens positif vers lequel j'oriente le concept. Pour ce faire, je donne en exergue plusieurs citations de Storr[78] dont l'approche m'a beaucoup inspiré : « L'agressivité est un substantif aussi chargé qu'une valise bourrée à craquer » (8) ; « Une des difficultés vient du fait qu'on ne peut faire une distinction précise entre les formes d'agressivités que nous déplorons tous et celles que nous ne pouvons désavouer si nous voulons survivre » ; « Le côté agressif de la nature humaine n'est pas seulement une sauvegarde indispensable contre l'attaque prédatrice. C'est aussi la base de l'accomplissement intellectuel, de l'ascension à l'indépendance et même de cet orgueil légitime qui permet à l'homme de garder la tête haute au milieu de

[77] MOSER (1987). Ce chapitre prend appui sur cet excellent petit livre de synthèse.
[78] STORR (1969).

ses compagnons » (9) ; « Il est évident que l'homme n'aurait jamais pu survivre en tant qu'espèce, s'il n'avait été largement doté de cette agressivité… » (11).

## Des distinctions indispensables

### Colère et agressivité

– On confond souvent colère et agressivité : la colère est une émotion qui exprime le mécontentement, le refus, le désaccord. Elle n'est pas en soi agressive mais peut le devenir. La colère agressive, elle, cherche à faire mal. Mais à partir de quel moment peut-on dire que l'on passe de la colère à l'agressivité ? Où est la limite ? L'agressivité ne serait-elle qu'une forme avancée de la colère ou bien serait-elle d'une tout autre nature ?

– Si la colère est clairement une émotion, les auteurs, en effet, ne sont pas d'accord pour qualifier l'agressivité : s'agit-il d'une émotion ou d'une pulsion ?

Quand on parle d'agressivité, on rencontre une première difficulté : il faut bien préciser si on se place du point de vue de l'initiateur de l'agressivité ou de sa cible. On doit distinguer l'intentionnalité de l'agresseur et le résultat brut. Il peut y avoir des décalages ou de profonds malentendus : une personne qui simplement cherche à s'affirmer peut être vécue comme blessante par son interlocuteur et avoir l'impression de vivre une agression.

Essayons de décrire phénoménologiquement ce qu'est l'agressivité. On observe d'abord des degrés d'intensité, des progressions :

– chez l'enfant : crier mordre, pousser, griffer, taper[79] ;
– chez l'adulte : crier, frapper, casser, blesser, tuer…

En conséquence, on pourrait décrire ses formes selon les stades de développement. Ainsi on distinguera l'agressivité fœtale, néonatale, fondamentale, orale, anale, œdipienne, adolescente, adulte, sénile, en précisant ses modalités relatives à l'âge.

Y aurait-il un critère objectif permettant de décider s'il y a agressivité ?

---

[79] *Ibid.*

Le corps ? Pour certains, la description physique du sujet serait la marque caractéristique : horripilation des poils, redressement des oreilles, froncement des sourcils, cris, inclinaison de la nageoire ou du corps, etc., selon chaque espèce, des indices propres.

Le résultat ? Pour d'autres, la destruction ou la détérioration de l'objet visé (chose ou personne) seront le repère objectivable nécessaire.

L'intention ? D'autres encore ne prendront en compte que l'intentionnalité agressive, et dans ce registre les réactions de défense ne seront pas tenues pour agressives et le point de vue de la cible ne sera pas pris en compte. Lorsque le sujet est dans le registre de l'agression, on peut distinguer avec Feshbach[80] trois intentionnalités : l'agression hostile visant à faire mal, l'agression instrumentale visant à se défendre, l'agression expressive visant à l'expression par la violence.

Le fantasme ? Pour d'autres enfin, seul compterait le vécu fantasmatique qui s'attache à telle ou telle conduite[81].

**Agressivité et violence**

Une autre question se pose : on peut se demander si l'agressivité est destructrice en soi. Elle ne l'est pas à tous les coups mais peut le devenir. On réservera le terme de violence à l'agressivité destructrice ; mais on se gardera d'identifier l'agressivité à la violence[82]. Dans le cas où l'agressivité se veut violente, on parlera d'« agression ». Tout comportement vécu comme agressif serait-il toujours une agression et doit-il donc toujours être connoté négativement ?

En fait, il conviendrait d'employer des mots différents pour distinguer les deux sortes d'agressivité : le mot « pugnacité » ou « combativité » désignerait l'agressivité positive de lutte pour la vie, et le mot « violence » ne serait utilisé que quand l'agressivité s'accompagne de destructivité. Mais la langue française confond dans le même mot « agressivité » des processus différents.

---

80 Cité par MOSER, *op. cit.*, p. 13.

81 *Traité de psychopathologie de l'adulte*, p. 207 (Masson).

82 Il n'est pas inutile de rappeler également l'ambiguïté de l'étymologie du mot violence, qui vient du latin *vis*, la force, et du grec *bia,* qui signifie la force vitale.

Pour décider si l'agressivité est une émotion ou une pulsion, prenons un détour théorique qui devrait nous permettre de trancher la question.

## Petite théorie de la motivation humaine : pulsion et émotion

### La motivation

Les analyses de Laborit dans *L'inhibition de l'action* éclairent le concept de « motivation ». Ce concept récapitule les deux façons pour un sujet de se mettre en mouvement : par émotion ou par pulsion. D'abord, le sujet va au monde, en reçoit l'impact en le ressentant et en s'y adaptant. En tant que système biologique, il cherche constamment à maintenir son équilibre interne et n'agit que pour échapper au déséquilibre[83]. Laborit précise en cette occasion la thèse célèbre : « Un système nerveux ne sert qu'à agir[84]. »

Mais il y a deux sources au déséquilibre : externe ou interne. Dans le premier cas, on parlera d'émotion ou de sentiments (registre émotionnel) ; dans l'autre cas, d'instinct ou de besoin (registre pulsionnel) : « Nous appellerons motivations les causes pulsionnelles ou émotionnelles pouvant être à l'origine d'un comportement observable[85]. »

En fait, les deux notions sont étroitement mêlées. Affecté émotionnellement par le monde, le sujet active un besoin interne. Inversement, un besoin de provenance interne met en mouvement le sujet vers le monde et s'en trouve affecté émotionnellement.

### L'émotion

Quand le sujet est affecté, déséquilibré « par des évènements extérieurs à l'organisme[86] », Laborit parle d'émotions. Ils peuvent être perçus comme gratifiants ou nocifs. Ce sont des réactions adaptatives de l'organisme, pour une part innées, pour une part acquises, organisme qui réagit aux évènements extérieurs. Une émotion, c'est un état d'excitation accompagné de réactions physiologiques diffuses[87], correspondant à des réactions instinctives de

83 LABORIT (1981), p. 25.
84 *Ibid.*, p. 1.
85 *Ibid.*, p. 25.
86 *Ibid.*, p. 25.
87 MUCCHIELLI (1981), p. 84.

défense ou d'approche[88]. L'émotion a toujours une valeur adaptative. Par exemple, la peur suscite la fuite, la joie suscite l'étreinte ou l'ouverture… Ces réactions comportementales s'accompagnent d'affects soit positifs (joie, plaisir, surprise, gratitude…), soit négatifs (colère, dégoût, haine, rage…). Les émotions sont susceptibles d'élaboration par apprentissage : « L'émotion (…) paraît liée (…) aux sensations qui résultent des ajustements vasomoteurs mis en jeu en vue de l'action, mais à la suite d'un apprentissage[89]. » Cannon[90] a souligné que les états émotifs se traduisaient par une « libération énergétique facilitant la réalisation d'un comportement exigeant[91] (…) »

Ces réactions sont provoquées de façon quasi réflexe par des déclencheurs chargés de signification positive ou négative en fonction de l'expérience humaine ancestrale (peur des araignées et des serpents) ou des expériences individuelles vécues antérieurement *(« Mon voisin est quelqu'un de dangereux »)*. L'émotion est toujours en rapport avec l'expérience subjective du sujet.

On retiendra que, dans le cas de l'émotion, le déséquilibre de l'organisme est exogène. Il vient de l'état du milieu extérieur.

**Instinct, besoin, pulsion et désir**

Quand on parle du domaine « pulsionnel », on utilise quatre termes qu'il est utile de distinguer :

– On parlera d'*instinct* quand le mouvement, strictement déterminé biologiquement, vise un objet-cible clairement prédéterminé, peu susceptible de modification et permettant d'obtenir une totale satisfaction (par exemple, pour l'animal, manger, boire, respirer, copuler…).

88 LABORIT, *op. cit.*, p. 91.
89 *Ibid.*, p. 25.
90 Cité par TABARY (1981), pp. 287 et 289.
91 « L'émotion apparaît une réaction d'éveil provoquée par un stimulus intense » ; « L'émotion présente un côté désordonné en apparence qui n'a d'autre but que de mettre le sujet en situation de trouver des comportements adaptés » ; « Ce ne sont pas (…) des liaisons spécifiques qui sont en jeu dans les états de tension mais surtout des réactions diffuses à de très nombreuses synapses, avec effet de masse ».

– On parlera plutôt de *besoin*[92] lorsque le mouvement, issu de l'instinct, est susceptible de modulation par apprentissage (c'est le cas de pratiquement tous les instincts humains comme manger, boire, copuler) ou est complètement acquis et construit (par exemple le besoin d'argent et de gloire).

– On parlera de *pulsion* lorsque le besoin, enraciné dans l'instinct, concerne spécifiquement la sexualité et l'agressivité. C'est la psychanalyse qui a consacré l'usage des mots « pulsion sexuelle » et « pulsion agressive ». Je construis pour ma part une problématique des TOC reposant sur le socle de la pulsion agressive.

– On parlera de *désir* lorsque le besoin ou la pulsion s'enracinant dans l'imagination, le rêve et la créativité à la fois s'élargit mais ne trouve jamais un objet de satisfaction adéquat.

Un auteur comme Laborit utilise le terme « pulsionnel » pour couvrir l'ensemble du domaine motivationnel de l'instinct, de la pulsion (sens étroit) et du désir. C'est aussi l'usage que je fais du mot pulsionnel.

Dans le cas de la pulsion, le déséquilibre est endogène, il se produit à l'intérieur du sujet. Dans ce cas, le sujet éprouve un manque par activation d'un processus interne. Les pulsions sont des mouvements qui naissent de l'intérieur de l'organisme, soit innés comme la faim, la soif, la sexualité, soit acquis par l'expérience de la gratification, besoin d'argent, besoin de gloire : « La pulsion trouve son origine dans une sensation interne de besoin qui pousse à agir et qui résulte de la structure même de l'organisme et du système nerveux qui en assure la pérennité[93]. »

On retiendra que, même si le pulsionnel est susceptible d'être modulé par l'apprentissage de la vie, c'est d'abord quelque chose d'endogène, qui vient de l'intérieur de l'organisme.

**La question du statut de l'agressivité**

Dans quelle catégorie situer l'agressivité ?

---

92 Laborit : « Nous définissons le besoin comme la quantité d'énergie ou d'information nécessaire au maintien d'une structure nerveuse soit innée soit acquise. »
93 LABORIT, *op. cit.*, p. 25.

– Ou bien les auteurs la situent dans le registre pulsionnel : soit comme un instinct (inné), qui ensuite va se développer par apprentissage, soit comme un besoin (acquis) qui va s'épanouir en désir grâce à l'enrichissement de l'imaginaire.

– Ou bien ils la situent dans le registre émotionnel comme pure réactivité, ou bien innée ou bien acquise, aux évènements contextuels.

Le concept d'agressivité est un carrefour où se croisent des questions en forme d'alternative : émotion ou pulsion ; destructrice ou positive ; innée ou acquise ; primitive ou dérivée ; active ou réactive ; normale ou pathologique.

Je propose de passer en revue les principales théories de l'agressivité en les exposant aux deux questions les plus organisatrices : l'agressivité est-elle pulsion ou émotion ? L'agressivité est-elle innée ou acquise ?

On a une sorte de combinatoire. L'agressivité est :

| | |
|---|---|
| Pulsion (endogène) | Innée |
| Pulsion (endogène) | Acquise |
| Emotion (exogène) | Innée |
| Emotion (exogène) | Acquise |

Je cite à nouveau Storr : « Il existe encore une controverse considérable pour déterminer si l'agressivité est un élan inné, instinctif, qui, comme l'instinct sexuel, cherche à s'exprimer spontanément ou si au contraire c'est uniquement une réaction à des circonstances extérieures hostiles…[94] » On peut distinguer trois groupes adeptes de thèses différentes :

1. L'agressivité est un mouvement pulsionnel venant de l'intérieur de l'organisme.

2. L'agressivité est pure réactivité émotionnelle aux conditions externes.

3. L'agressivité a un statut mixte.

94 STORR, *op. cit.*, p. 15.

# LES THEORIES DE L'AGRESSIVITE

## 1. L'agressivité est un mouvement pulsionnel venant de l'intérieur

Les impulsions agressives sont spontanément générées par l'organisme mais, selon les auteurs, elles peuvent avoir des fonctions très variables, connotées plus ou moins positivement.

### A. Les psychanalystes

*a) Freud*

Première théorie de Freud : 1905

Au début de ses recherches, Freud fait peu de cas de l'agressivité. En tout cas il refuse d'en faire un instinct à part. C'est particulièrement net dans la controverse qui l'oppose à Adler. Celui-ci suggérait dans un premier temps qu'il pourrait y avoir un instinct premier d'agressivité[95].

Pourtant, l'agression est présente dans l'œdipe. Il reconnaît l'agressivité dans le mouvement de haine qui se produit suite à l'interdiction de l'inceste ; c'est une forme de réaction à la frustration qui empêche la satisfaction des désirs libidinaux.

D'où vient la résistance de Freud à reconnaître pleinement l'importance de l'agressivité ? Il y a deux raisons à cela. D'abord, Freud vit dans un contexte qui donne à la sexualité une place essentielle. Il n'y a pas ou il y a peu de place pour une pulsion concurrente. Pris dans sa théorie, il ne reniera jamais la place primordiale occupée par la sexualité. Ensuite, il faut rappeler que pour Freud la sexualité est en soi agressive. Donc, il n'est pas nécessaire de prévoir une autre pulsion distincte de la sexualité. Elle l'est de deux façons. Premièrement, par l'intermédiaire du sadisme : dans les *Trois essais sur la théorie de la sexualité* de 1905, l'agressivité est considérée comme une simple composante de l'instinct sexuel. L'assimilation est particulièrement visible dans le sadisme : « le sadisme, écrit Freud, correspondrait à une

95 Comme le note STORR (*op. cit.*, p. 20), Adler va évoluer : il va vite présenter l'agressivité sous une forme positive : volonté de puissance, lutte pour la supériorité, quête de la perfection pour s'élever. Il produira des concepts proches de l'« élan de vie » de Bergson ou de la « force de vie » de Shaw.

composante agressive de l'instinct sexuel qui serait devenue indépendante et exagérée et par déplacement aurait usurpé la première place ». On notera l'importance du mot « usurpé ». Deuxièmement, par le biais de la régression de la sexualité au stade sadique anal. Ce point est développé dans « L'homme aux rats » de 1909. Pour Freud, la névrose obsessionnelle est une lutte contre l'agressivité formée par la rencontre de deux courants : le courant de frustration de l'œdipe et le courant régressif de la sexualité. Freud, dans l'étude de la névrose obsessionnelle, rencontre très vite l'agressivité mais ne franchit pas le pas, refuse de donner à cette dernière un statut l'autonomie.

Deuxième théorie : 1920

On connaît les raisons pour lesquelles Freud est amené à opérer un véritable coup de théâtre théorique. Oui, l'agressivité existe bien, mais de quelle agressivité parle-t-il ?

La seconde théorie qui donne à l'agressivité une autonomie par rapport à la sexualité apparaît vers 1915 mais est clairement exprimée dans *Au-delà du principe de plaisir* de 1920. Freud invente la théorie originale selon laquelle l'homme aurait en soi un instinct autodestructeur, une pulsion de mort qu'il dévierait pour se protéger vers l'extérieur. Les forces de vie, Freud les place du côté des pulsions de vie (autoconservation et libido). Freud reconnaît finalement l'agressivité mais étrangement : d'une part, cet instinct est d'abord tourné contre le moi et secondairement contre autrui et, d'autre part, l'agressivité n'est que mauvaise, destructrice.

Freud élabore une hypothèse qui dépasse très largement les indices cliniques. C'est une véritable philosophie qu'il proclame. Pour Freud, l'homme porte en lui un instinct de mort (thanatos) dont le but ultime est l'autodestruction de l'individu. Le sujet opère une gestion ou une régulation de cet encombrant instinct en l'orientant vers autrui, ce qui assure sa survie. Comme l'agression est alimentée par l'énergie de la pulsion de mort, l'agressivité subit des poussées indépendamment des situations externes. C'est l'éducation qui, s'appuyant sur le surmoi, canalise cette agressivité. L'agressivité contre autrui n'est donc qu'un phénomène secondaire.

Pour Freud, l'agressivité est toujours un problème et il ne lui reconnaît guère de vertus positives : « Il y a, en général, une tendance parmi les psychanalystes à considérer l'agressivité comme pathologique et à supposer que, bien qu'il puisse exister des tendances innées à l'agressivité, les êtres humains devraient être en mesure de s'en débarrasser en assurant à leurs enfants une ambiance de vie parfaite ou, s'ils échouent dans cet effort, en les soumettant plus tard à la psychanalyse[96]. » Ce sera le propos d'Anna Freud puis de Melanie Klein.

Une précision de vocabulaire à propos du concept d'agressivité chez Freud. Celui-ci parle de pulsion : le terme « Trieb » apparaît en 1905. La théorie des pulsions a été élaborée à propos de la pulsion sexuelle. La théorie se développera à partir de quatre critères :

– La poussée : « Facteur quantitatif variable dont est affectée chaque pulsion et qui rend compte en dernière analyse de l'action déclenchée pour obtenir la satisfaction[97]. »

– La source : « Origine interne spécifique de chaque pulsion déterminée, soit le lieu où apparaît l'excitation (zone érogène, organe, appareil), soit le processus somatique qui se produirait dans cette partie du corps et serait perçu comme excitation. »

– L'objet : « Il est ce en quoi et par quoi celle-ci (la pulsion) cherche à attendre son but, à savoir un certain type de satisfaction. Il peut s'agir d'une personne ou d'un objet partiel, d'un objet réel ou d'un objet fantasmatique. »

– Le but : « Activité à laquelle pousse la pulsion, et aboutissant à une résolution de la tension interne ; cette activité est soutenue et orientée par des fantasmes. »

Pour Freud, l'objet de la pulsion est variable, les buts sont multiples, parcellaires et étroitement dépendants des sources somatiques.

Ainsi, la pulsion est une « force qui attaque l'organisme de l'intérieur et le pousse à accomplir certaines actions susceptibles de provoquer une décharge d'excitation[98] ».

---

96 STORR, *op. cit.*, p. 17.

97 LAPLANCHE & PONTALIS (1968), pp. 447-449. Les quatre citations suivantes proviennent du *Vocabulaire*.

98 *Ibid.*, p. 361.

Finalement, c'est un « concept limite entre le psychisme et le somatique[99] ». Elle est liée non pas à des objets réels spécifiques mais à des représentations psychiques.

Cette théorie vaut pour les pulsions non sexuelles : dans la première conception, pour les fonctions d'autoconservation du moi (à cette époque, Freud ne veut pas entendre parler, comme Adler le préconise, de « pulsion d'agression »), puis, après *Au-delà du principe du plaisir* de 1920, pour la pulsion de mort, qui est bien une pulsion d'agression et de destruction quand elle se tourne vers l'extérieur pour éviter la destruction du sujet[100].

*b) Les dissidents et les continuateurs*

Comment les psychanalystes vont-ils se situer vis-à-vis de cette encombrante agressivité ?

– J'ai déjà évoqué Adler qui, tout en reconnaissant un instinct natif d'agression, le fera pencher du côté de la force de vie.

– On peut citer le point de vue original de Perls : « La source de l'agressivité n'est ni la zone anale ni un quelconque instinct de mort, ce sont les dents. » Perls fonde l'agressivité sur le besoin de faim[101].

– La conception de Freud va être reprise et accentuée par Melanie Klein, qui explique les phases schizo-paranoïde et dépressive puis œdipienne par l'élaboration d'une pulsion de mort s'exprimant dans des fantasmes de mort et de destruction. En fait, Melanie Klein reprend la théorie de Freud de l'agressivité sous une forme renouvelée[102] : le nouveau-né est en proie dès la naissance à une double pulsion : une force de destruction (la haine), une force de vie (l'amour). Là encore, chez Melanie Klein, l'agressivité, identifiée à l'instinct de mort, est négativée.

– Winnicott adhère à l'essentiel de la théorie freudienne. Storr pointe l'insistance de Winnicott à dénoncer un risque : « Si la société est en danger,

---

99 FREUD (1987).

100 Cité par MOSER, *op. cit.*, p. 70.

101 PERLS (1978), p. 159.

102 A cette époque, le nourrisson emmailloté, ligoté, qu'on laissait pleurer, qu'on nourrissait irrégulièrement, pouvait légitimement montrer une rage que l'on pouvait confondre avec un instinct de mort… Aujourd'hui, les nourrissons sont beaucoup plus apaisés grâce aux soins et à l'attention qu'on leur prodigue.

ce n'est pas à cause de l'agressivité de l'homme mais à cause du refoulement de l'agressivité personnelle chez les individus[103]. » Et Storr de commenter : « La psychanalyse ne peut, il est vrai, se débarrasser de l'instinct agressif de l'homme en tant que tel, mais elle peut, en diminuant l'anxiété qui accentue ces instincts, briser ce renforcement mutuel qui chemine sans cesse entre sa haine et sa peur[104]. » Cette remarque fait écho à une de mes observations : plus les possibilités de confrontation et de lutte d'un sujet sont bloquées, plus la colère tend à virer à l'agressivité, plus le risque de destructivité augmente et avec lui la dérive vers l'isolation avec toutes les conséquences que l'obsessionnel doit subir et déplorer.

*Bergeret*

J'accorde à cet auteur une attention particulière du fait de la résonance de sa théorie avec la problématique des TOC que je défends.

La position de Bergeret[105] est ambiguë : en même temps qu'il ne cesse de se réclamer de la vulgate freudienne, il apporte des modifications à la doxa qui ne sont pas que des vétilles.

Son propos est de montrer qu'on ne peut pas considérer la violence archaïque comme le simple résultat d'une régression libidinale. La violence archaïque existe et il l'appelle « la violence fondamentale ». Elle préexiste à l'agressivité œdipienne. Bergeret passe beaucoup de temps à montrer que Freud était lui-même convaincu de cette préexistence et scrute les traces de ce qui serait une conviction implicite.

Qu'est-ce que cette violence fondamentale ? « L'hypothèse centrale est celle qui postule l'existence d'une violence fondamentale considérée comme un instinct de type animal et non comme une pulsion au statut économique et relationnel plus élaboré, en tenant le plus grand compte de la différence que Freud a lui-même établie entre ces deux formes très distinctes de dynamismes psychiques » (222).

---

[103] Cité par STORR, *op. cit.*, p. 179 et en quatrième de couverture ; la citation introduit l'article de Winnicott écrit en 1950-1955, intitulé « L'agressivité et ses rapports avec le développement affectif », in *De la pédiatrie à la psychanalyse* (1969), p. 80.

[104] *Ibid.*, p. 17.

[105] BERGERET (2000).

L'intérêt du concept, c'est que Bergeret en fait non pas une forme de destruction mais une force de vie, tournée vers l'autoconservation. Cette violence fondamentale n'est pas objectale, c'est une sorte de réaction primaire de défense où l'agresseur n'est pas perçu comme une personne.

Tout le travail de maturation de l'enfant va consister à intégrer cette force violente, à l'étayer dans la libido, plus précisément dans la problématique de l'œdipe : « Je propose de considérer la violence primitive, instinct fondamental de vie, comme devant se dissoudre au sein d'une vectorisation libidinale » (224) ; « La violence fondamentale se présente avant tout comme un dynamisme d'autoconservation » (226) qui va résolument la positiver et la dépouiller son côté destructeur lié à l'immaturité et l'inexpérience.

La violence est à la fois un instinct biologique (sans objet, purement défensif) mais devient force objectale de vie dès l'instant où elle se dissout dans la libido. On remarque une fois de plus que l'agressivité est en quelque sorte récupérée par la libido !

Cette théorie est intéressante dans la mesure où les TOC pourraient procéder de cette peur de revivre la violence fondamentale, peur qui peut être destructrice et à l'origine de l'isolation. Il est possible que certains patients se trouvent placés dans cette configuration que Bergeret nomme « état flottant » d'agressivité, « état non intégré (...) qui ne demande qu'à se voir réactivé à la moindre frustration, à la moindre occasion conflictuelle, sans grande capacité de secondarisation » (231). Il ajoute : « Les hommes ne naissent pas égaux en puissance du ça, donc tout autant en capacité primaire de survivre qu'en capacité intrinsèque de dynamiser secondairement leur potentiel imaginaire libidinal, certes inné, mais primitivement non opératoire » (232). Cela ressemble à la peur de nombreux obsessionnels. Et, d'autre part, il est indéniable que l'agressivité peut se calmer avec l'aide de la sexualité. On connaît le slogan du New Age : « Faites l'amour et pas la guerre... »

## B. Les éthologistes

Les éthologistes reconnaissent à l'instinct agressif une fonction éminemment adaptative mais ils la voient le plus souvent comme un instinct de lutte plutôt impitoyable. Ce ne sont pas des naïfs, percevant bien ses excès dans le règne végétal et le règne animal, ils posent son nécessaire besoin de régulation dans le règne humain.

*Conrad Lorenz (1964)*

« L'agression est l'expression d'un instinct de combat que l'homme partage avec de nombreux autres organismes vivants. Cet instinct s'est développé au cours de l'évolution en raison de ses nombreuses fonctions adaptatives[106] » : favoriser la dispersion des populations animales dans un but nutritif, faciliter la reproduction et la sélection, établir des hiérarchies…

« Il s'agit, comme pour les psychanalystes, d'un modèle hydrodynamique. Des schémas de comportement sont associés à un potentiel énergétique spécifique et interne généré spontanément par l'organisme. Cette énergie s'accumule régulièrement et l'agression est déclenchée par des indices extérieurs[107]. »

*Jean-Marie Pelt*

Dans *La loi de la jungle*[108], cet auteur reconnaît l'instinct inné de lutte présent dans tous les vivants, de la fougère à l'homme en passant par le tigre. Il décrit les mécanismes de régulation de l'agressivité et invoque l'avènement d'un surcroît de civilisation qui apaiserait l'humanité.

**C. Les philosophes**

*Spinoza*

Selon *L'Ethique*, troisième partie :

Proposition VI : « Chaque chose selon sa puissance d'être *(quantum in se est)* s'efforce de persévérer dans son être. »

Proposition VIII : « L'effort par lequel chaque chose s'efforce de persévérer dans son être n'est rien en dehors de l'essence actuelle de cette chose. »

---

106 Cité par MOSER, *op. cit.*, p. 71.
107 *Ibid.*
108 PELT (2003).

*Nietzsche*

Le concept de « volonté de puissance » est un concept qui court dans toute l'œuvre et qui devait donner lieu à un ouvrage, *La volonté de puissance*, dont on ne connaît que des plans et des notes posthumes. La volonté de puissance, c'est l'essence de l'homme, à la fois l'accroissement de la puissance et une direction. La volonté de puissance s'interprète à partir de la vie organique sans s'y réduire.

Une citation de *Ainsi parlait Zarathoustra, II, de la victoire sur soi-même*[109] illustre bien le propos *:* « Partout où j'ai trouvé du vivant, j'ai trouvé de la volonté de puissance ; et même dans la volonté de celui qui obéit, j'ai trouvé la volonté d'être maître (...). Et la vie elle-même m'a confié ce secret : Vois, m'a-t-elle dit, je suis ce qui doit toujours se surmonter soi-même (...). Et toi aussi, toi qui cherches la connaissance, tu n'es que le sentier et la piste de ma volonté : en vérité, ma volonté de puissance marche aussi sur les traces de ta volonté du vrai ! " Il n'a assurément pas rencontré la vérité, celui qui parlait de la "volonté de vie", cette volonté n'existe pas. Car ce qui n'est pas, ne peut pas vouloir ; mais comment ce qui est dans la vie pourrait-il encore désirer la vie ! Ce n'est que là où il y a de la vie qu'il y a de la volonté : pourtant ce n'est pas la volonté de vie, mais (...) la volonté de puissance. Il y a bien des choses que le vivant apprécie plus haut que la vie elle-même ; mais c'est dans les appréciations elles-mêmes que parle la volonté de puissance ! »

*Henri Bergson*

Il développe dans son livre majeur *L'élan vital* une conception vitaliste qui s'oppose au matérialisme de son temps. L'élan vital, c'est l'impulsion de la vie qui emporte la matière vers toujours plus de complexité et de conscience.

*Anthony Storr*

J'accorde une attention toute particulière à la thèse d'Anthony Storr, thèse qu'il développe dans son ouvrage majeur *L'agressivité nécessaire*[110]. Pour cet auteur, l'agressivité est une pulsion native et positive en soi, c'est un instinct du lutte pour la vie et d'expansion du sujet mais qui n'est pas en soi

---

[109] P. 134-135.

[110] STORR (trad. 1969), *L'agressivité nécessaire.*

destructif. Storr développe une argumentation serrée dont il me semble utile de retracer les étapes.

Storr reprend d'abord le point de vue éthologiste. L'homme possède un instinct de combat qu'il partage avec le règne vivant. Cet instinct s'est développé au cours de l'évolution pour favoriser la dispersion de la population dans un but nutritif, faciliter la reproduction et la sélection, établir des hiérarchies. Storr développe ensuite un point de vue biologique. « Il existe un mécanisme physiologique qui une fois stimulé engendre des sensations subjectives de colères et certaines transformations physiques destinées à conditionner le corps à la lutte » (30) ; « L'essentiel est que le corps contienne un système physico-chimique coordonné qui commande les émotions et les actions que nous appelons agressives et que ce système soit facilement déclenché à la fois par le stimulant de la peur et aussi celui de la frustration » (33). C'est un instinct, une possibilité innée, automatique qui se déclenche facilement.

Mais, pour Storr, la grande question est de savoir si ce mécanisme ne se déclenche qu'en cas de danger ou de frustration ou bien s'il y a un besoin inné de mise en route, autrement dit si le sujet a besoin fondamentalement de lutter et de se confronter. « Si nous devons dominer l'agressivité, il est important de déterminer s'il existe chez les animaux et les humains, une accumulation intérieure de tension agressive qui nécessite une décharge périodique, ou si la réaction agressive est seulement une potentialité qui n'a aucun besoin d'être utilisée. Si la première supposition est vraie, nous avons besoin, pour dominer notre agressivité, d'un stock de dérivatifs appropriés. Si c'est au contraire la deuxième hypothèse qui est vraie, il est indispensable d'éviter tous les stimulants capables de susciter une réaction d'agressivité » (34).

Storr évoque la thèse de Scott selon laquelle « il n'existe aucun besoin de combattre, agressif ou défensif, en dehors de celui qui est provoqué par le milieu extérieur » (34). On remarquera que c'est aussi le point de vue de Laborit. Mais c'est une thèse qu'il récuse.

Storr reprend alors l'argument de l'éthologiste Eibl-Eibesfeld.

Les observations sur les animaux montrent que les coqs stimulés cherchent à décharger de l'agressivité : « Le fait que le réflexe agressif nécessite un stimulant extérieur pour se libérer n'implique pas que l'organisme n'éprouve pas le besoin de se comporter de manière agressive, ni qu'il n'en obtienne pas une certaine satisfaction » (36).

Storr pense qu'il y a chez chaque sujet humain le besoin d'exprimer son agressivité. S'il y a une occasion, il le fait ; s'il n'y en a pas, il reste en tension dans l'attente que ça arrive. Pour lui, il y a un besoin inné de lutte active et défensive. L'homme possède un potentiel énergétique qui a besoin de s'exprimer de façon endogène et qui se déclenche dans les circonstances impliquant la survie. « La mode est de tourner en dérision la possibilité que l'agressivité de l'homme soit une impulsion endogène, instinctive, qui nécessite une décharge. Ces écrivains (académiques) admettent bien entendu que l'homme est un être agressif mais ils essaient d'expliquer toute l'agressivité humaine en termes, soit de réaction à la frustration, soit d'activité acquise (…). Il est probable que lorsque aucun élément extérieur ne vient stimuler l'agressivité, les hommes, en fait, la recherchent, agissant un peu de la même manière que lorsqu'ils sont privés sexuellement » (40).

On arrive à l'hypothèse fondamentale de Storr : « A condition que le terme d'agressivité ne soit pas limité à l'action même de combattre, l'expression agressive peut être tout aussi nécessaire à l'être humain que l'expression sexuelle (…). Il est facile d'accepter l'idée que vouloir acquérir un certain pouvoir, triompher des obstacles et maîtriser le monde extérieur – activités pour lesquelles l'agressivité est nécessaire – sont des besoins humains tout aussi innés que la sexualité ou la faim » (41).

Je souscris complètement à cette hypothèse qui confirme la problématique des TOC. Si l'obsessionnel craint tant de commettre le mal, n'est-ce pas parce qu'il sait qu'il ne peut se soustraire à la pression endogène agressive qui, si elle est force de vie, peut aussi devenir menace de destructivité ; si l'isolation est si précaire et jamais définitive, n'est-ce pas parce qu'elle est soumise aux coups de boutoir incessants de la pulsion ? En fait chaque homme a besoin de lutter, de se confronter à autrui et d'en découdre avec lui, soit en se posant face à lui, soit en défendant sa vie. Le fait que le sujet réagisse à un danger réunit deux nécessités : d'une part il se protège et d'autre part il utilise cette circonstance pour affirmer son besoin de lutte.

L'hypothèse de Storr repose à la fois sur des données éthologiques, biologiques et comportementales mais n'est pas vérifiée absolument. Sans doute qu'à l'avenir, les progrès en génétique et en imagerie mentale permettront de tester cette hypothèse. Pour l'instant, elle me paraît compatible avec les observations cliniques des TOC et je la soutiens d'autant plus volontiers qu'elle me permet d'initier une thérapeutique efficace.

## 2. L'agressivité est pure réactivité émotionnelle

Je vais maintenant présenter la seconde thèse : l'agressivité est une réaction émotionnelle apprise. En tant qu'émotion, l'agressivité est un état d'excitation inné ou acquis destiné, d'une part, à assurer la survie par dégagement et défense, et, d'autre part, à éviter la frustration. L'émotion est un état d'excitation permettant au sujet de trouver des solutions adaptatives. Pour la question de la réaction à la frustration, la référence majeure est l'Ecole de Yale. Pour la question de la réaction défensive, on se référera à Laborit dans le paragraphe suivant.

**L'Ecole de Yale, dit « collectif frustration et agression » (1939)**

Ce collectif est composé de cinq chercheurs issus de l'université de Yale[111]. Storr écrit à propos de ce collectif : « Certains ont accepté l'idée que l'homme n'est pas agressif par nature mais qu'il le devient seulement en réaction à une frustration » (16).

Ce collectif pose l'hypothèse que toute agression serait une conséquence de la frustration et que toute frustration engendre une agression. L'agression est « une conduite dont le but est de blesser autrui ou son substitut » et la frustration « toute action qui empêche l'individu d'atteindre un but qu'il s'est fixé ». Ce qui veut dire que les auteurs appellent frustration la situation de blocage elle-même et non la réaction des individus face à ce blocage[112].

L'agressivité peut être inhibée par la crainte de la punition, déplacée quand l'attaque directe n'est pas possible ou se libérer par catharsis. Les auteurs pensent aussi que la catharsis, c'est-à-dire l'expression active de l'agressivité, diminue la tendance à agresser.

Ces thèses vont être critiquées par Miller en 1941. Il conteste que l'agression soit toujours une conséquence de la frustration et que la frustration engendre toujours l'agression. Il défend l'idée que la frustration n'engendre qu'une

---

111 DOLLARS, DOOB, MILLER, MOWRER & SEARS (1939).

112 MOSER, *op. cit.*, p. 73.

disposition à l'agression. Il introduit une variable intermédiaire : la frustration n'engendre pas directement l'agression mais une « disposition à l'agression ». De son côté, Berkowitz [113] en 1962 reprend les mêmes critiques et introduit deux nouvelles variables intermédiaires : la réaction émotionnelle de colère et la nécessité d'indices évocateurs de violence (telles des armes). Il suppose une disposition interne, la colère, et il établit que ce sont uniquement les attaques contre le frustreur couronnées de succès qui réduiraient la tendance à agresser.

Les cognitivistes vont reprendre et critiquer les travaux de l'Ecole de Yale. Ils insistent sur le sens que cela prend pour le sujet et montrent comment le comportement agressif est modulé par ses représentations. Il n'existe aucun niveau d'excitation objectif capable de déclencher l'agression. Tout dépend de l'appréciation de la situation effectuée par le sujet. Les réponses au contexte dépendent de la façon dont un sujet perçoit et interprète la réalité[114].

Il est intéressant de noter que pour tous ces auteurs l'agressivité est un comportement appris : soit par conditionnement classique (Pavlov) ; soit par apprentissage instrumental (Skinner), le renforcement positif s'établissant par le succès, le renforcement négatif par l'échec ; soit par imitation ou observation (Miller & Dollard ; Bandura).

Dans cette théorie, l'agressivité ne devient un besoin que par apprentissage, par le constat des conséquences positives pour l'individu. Au début, on a une réaction émotionnelle (innée) et le succès installe un besoin (appris).

---

113 BERKOWITZ (1962).

114 Ce point est important chez l'obsessionnel : il se détermine non pas en fonction du risque objectif de destructivité mais en fonction de sa représentation.

## 3. L'agressivité possède un statut mixte : la théorie de Laborit[115]

L'originalité de la théorie de Laborit – dont nous venons de parler – est qu'elle donne à l'agressivité un statut mixte : selon le type d'agressivité, elle est tantôt pulsion endogène, tantôt réactivité émotionnelle ; tantôt innée, tantôt apprise.

*a)* D'abord le rappel de quelques principes biologiques : « Le système nerveux ne sert qu'à agir » (1) ; il est un système complexe au service de l'équilibre de l'organisme.

*b)* Ensuite, une définition de la motivation humaine : « Nous appellerons motivations les causes pulsionnelles ou émotionnelles pouvant être à l'origine d'un comportement observable par quelqu'un situé dans l'environnement immédiat de l'organisme observé » (24). Donc, pulsions et émotions sont les deux faces de la motivation.

*c)* La distinction de deux systèmes (à base neurologique) gouvernant et modulant l'action humaine :

*– Le système activateur de l'action (le SAA)*

« Le premier système gouverne, d'une part les réponses innées d'approche en réponse aux pulsions, et les réponses acquises par l'expérience gratifiante (…), d'autre part les réponses innées de fuite ou de lutte » (74). Le sujet entre en lutte, se met en mouvement pour réduire l'obstacle lorsqu'il évalue la possibilité d'une action efficace, ou bien il fuit lorsque l'action est trop dangereuse ou trop dommageable. Laborit précise les structures nerveuses impliquées et rappelle que l'adrénaline est hormone des situations d'urgence.

*– Le système inhibiteur de l'action (le SIA)*

« A l'opposé, lorsque l'action est punie sans possibilité de fuite ou de lutte, l'apprentissage de son inefficacité aboutit à la mise en jeu du système d'inhibition de l'action (SIA) » (74). Il s'agit d'une immobilisation attentiste, une inhibition en tension. Là encore Laborit précise les structures

---

115 LABORIT (1981), *L'inhibition de l'action.*

nerveuses impliquées et suppose que la noradrénaline est l'hormone de l'attente et de la suspension.

« Aussi longtemps qu'un comportement actif n'aura pas résolu le problème environnemental, le système inhibiteur de l'action continuera d'être activé » (76). C'est là l'origine des troubles psychosomatiques et des névroses.

*d)* Une question : quels sont, parmi les comportements motivés, ceux qui sont innés et ceux qui sont acquis (91) ?

– Les comportements de consommation (boire, manger, copuler) sont des comportements pulsionnels innés. Bien que motivés par un signal endogène, ces comportements sont susceptibles d'apprentissage suite à la mémorisation des actions réussies.

– Les comportements émotionnels de fuite et de lutte et éventuellement d'agressivité défensive sont innés. Ils sont motivés par des signaux extérieurs de danger. Ils sont susceptibles d'apprentissage.

– Les comportements de satisfaction générés par l'expérience de la récompense et l'évitement de la punition sont acquis. Renforcés par la gratification, ils finissent par devenir des besoins, et donc des besoins acquis. L'agressivité de dominance est de ce type.

– Les comportements d'inhibition dus à l'expérience de l'échec sont acquis. L'agressivité d'angoisse et d'irritabilité qui résulte de cette inhibition est acquise.

*e)* Les types d'agressivité chez Laborit

Pour Laborit, l'agressivité existe bien et c'est même une préoccupation majeure. Mais comment situe-t-il l'agressivité ? L'agressivité appartient au système activateur de l'action, mettant en branle la lutte, dans le but de la défense de l'individu. C'est un comportement émotionnel inné, réactif à un danger ou une frustration.

Voyons plus en détail les quatre types d'agressivité reconnus et étudiés par Laborit.

– *L'agressivité prédatrice (114*)

Laborit reconnaît chez l'animal une agressivité prédatrice (pulsionnelle) innée mais, indique-t-il, « dans nos sociétés évoluées, l'agressivité prédatrice motivée par la faim est exceptionnelle ». Peut-être existait-elle dans la phase primitive de l'humanité sous la forme du cannibalisme. C'est une agressivité sans état d'âme : le lion blesse, tue et mange sa proie pour se nourrir, exactement comme nous, humains, nous mangeons des animaux.

– *L'agressivité défensive (116-117)*

« C'est l'agressivité provoquée par un stimulus nociceptif, douloureux, lorsque la fuite, l'échappement, sont impossibles. La lutte peut encore réaliser la destruction de l'agent nociceptif. C'est un comportement inné… C'est l'agression en réponse à l'agression du milieu, quel que soit l'agent responsable de cette agression. L'agressivité défensive ne deviendra un comportement appris, faisant appel à un processus de mémoire, que si elle est récompensée (…). Il se peut qu'elle soit utilisée préventivement. » L'agressivité peut devenir un comportement ordinaire, facile à mobiliser, pour faire face à tout danger, même minime.

L'agressivité défensive de Laborit se déclenche face à un danger vital. Elle s'apparente à la violence fondamentale de Bergeret. Les deux en font un processus inné, mais le premier la situe plutôt du côté de l'émotion, le second plutôt du côté de la pulsion.

– *L'agressivité de compétition (114-116)*

Laborit classe dans cette catégorie la défense du territoire, l'agressivité inter-mâles et l'établissement des hiérarchies (des dominances).

Il y a frustration lorsqu'un tiers empêche la satisfaction d'un besoin. Laborit fait remarquer que si la frustration suscite la lutte[116], cette lutte qui est un réflexe inné n'est pas forcément agressive c'est-à-dire destructrice, elle n'utilise pas forcément l'agression pour parvenir à ses fins. Mais le sujet peut découvrir que l'agressivité est efficace, dans ce cas il apprend à réagir agressivement et à affirmer sa dominance par agressivité. Cette agressivité, elle est acquise et non innée. Elle devient un besoin.

116 LABORIT, *ibid.*, p. 45 et p. 91.

C'est une agressivité visant la gratification et l'évitement de la frustration. Pour Laborit, c'est un besoin acquis, capable d'engendrer une pulsion et de motiver l'action capable de le satisfaire. C'est un besoin issu de la lutte : « L'instinct de propriété et en conséquence la recherche de la dominance et agressivité ne paraissent pas dépendre d'une caractéristique du système nerveux humain, mais bien au contraire d'un apprentissage conditionné autour du 45e parallèle par la niche géoclimatique où certaines ethnies se sont développées » (96). Il constate avec amertume : « Cette agressivité fondamentale, celle permettant aux dominants de conquérir et de conserver leur dominance, est si bien ritualisée et institutionnalisée qu'elle est devenue inapparente et a pris l'aspect du bon droit, de la justice, de l'absence d'agressivité (…) » (116).

– *L'agressivité d'angoisse ou d'irritabilité,* suite au blocage de ces deux agressivités

Un problème surgit lorsque l'agressivité de défense (instinctuelle) et l'agressivité de compétition (installée en besoin acquis) se trouvent bloquées dans leur expression. « Nous avons vu que lorsque la gratification n'était pas obtenue et que ni la fuite ni la lutte ne pouvaient s'opposer à l'agression, un comportement d'inhibition motrice survenait »[117]. Il en résulte ce que Laborit nomme une « attente en tension » avec angoisse et irritabilité et parfois des « explosions d'agressivité » (118).

Cette irritabilité, cet énervement, c'est exactement ce que l'on trouve chez l'obsessionnel. C'est une tension qui, souvent, s'accompagne de toute sorte de symptômes corporels. Je soutiens la thèse que le TOC provient du blocage de la confrontation. Laborit pointe là ce que j'appelle le cercle vicieux de la virulence et que Winnicott avait déjà bien remarqué. Plus la lutte défensive ou protestataire est bloquée, soit par l'environnement soit par les représentations du sujet concernant la destructivité, plus la colère tend à devenir virulente et à se transformer en agressivité visant à blesser ou détruire l'autre, ce qui, pour l'obsessionnel, est inacceptable et renforce son refus. D'où la formation d'un cercle vicieux infernal. L'agressivité est amplifiée par son blocage.

Deux points importants à noter : pour Laborit, l'inhibition de l'action inefficace a été apprise : « L'agressivité d'inhibition ou d'irritabilité est (…)

117 *Ibid.*, p. 117.

une agressivité d'apprentissage et non un comportement inné » (118). D'autre part, « l'attente en tension ne pourra se résoudre que par l'action gratifiante ». Chez l'obsessionnel, cela veut dire que la seule solution thérapeutique est de retrouver accès à la confrontation esquivée.

Laborit résume lui-même son propos sur les quatre agressivités : « Il semble donc que l'agressivité prédatrice exceptée, dont on se demande même si elle doit être conservée dans le cadre des comportements agressifs chez l'homme, les autres types de comportement agressif sont, soit le résultat d'un apprentissage et donc capables d'être transformés par la socio-culture, soit une réponse élémentaire à un stimulus douloureux » (118).

Il y a beaucoup à prendre de la théorie de Laborit. Il explique remarquablement comment naît l'agressivité : c'est une réaction adaptative particulière face au danger ou face à la frustration. Elle appartient au système inné activateur de l'action dans sa version active mettant en route la lutte (l'autre possibilité étant la fuite). Que la lutte ait un lien avec le danger ou avec la frustration, la lutte est d'une part réactive et d'autre part innée. Le point important à remarquer est que l'agressivité n'est qu'une forme particulière de lutte. Toute lutte n'est pas forcément agressive. L'agressivité qui vise à blesser l'autre survient lorsque – le danger étant vital – il implique un dégagement instinctuel rapide, ou lorsque l'expérience enseigne au sujet les avantages de ce type de comportement et l'installe durablement, ou encore lorsque le milieu bloque la lutte légitime face à la frustration. Chez Laborit, l'agressivité (destructrice) ne naît pas d'une pulsion interne, comme les psychanalystes ou les éthologistes l'ont soutenu. Elle est toujours un comportement réactif et appris.

## Une vision positive de l'agressivité

### La définition de l'agressivité

J'expose maintenant ma conception de l'agressivité. Elle fonde une problématique renouvelée des TOC :

L'agressivité est une force de vie. Au côté de la sexualité, elle est la seconde pulsion qui anime le sujet humain. Sa fonction est adaptative. C'est une force de lutte pour la préservation et le développement de la vie[118]. Elle

---

118 Il appartient aux biologistes de préciser les circuits cervicaux correspondant à la pulsion.

présente deux versants : l'affirmation du sujet et la défense de son identité/intégrité face aux autres. Elle est une pulsion au sens où le besoin de lutte, d'affirmation de soi et de combattre, bref, de confrontation, est un besoin inné, endogène. Il s'appuie sur les circonstances de la vie et les capacités réactives du sujet face aux dangers et aux frustrations mais il les précède. Ce besoin préexiste aux circonstances et, celles-ci advenant, elle s'en nourrit en quelque sorte pour se déployer.

Si l'agressivité est une force de combat pour l'existence éminemment positive, dans quels cas peut-elle devenir destructrice, c'est-à-dire blesser l'autre, faire mal, faire violence ? Il me semble qu'il y ait deux circonstances :

– Dans les cas de danger extrême, le sujet doit pouvoir mobiliser un comportement violent pour se dégager et préserver sa vie. Mais il arrive que le sujet renonce à la riposte quand les risques sont trop grands. Il peut arriver aussi que, par l'effet d'un traumatisme, il se trouve privé de la possibilité de mobiliser son agressivité. Dans le premier cas, l'agressivité est suspendue ; dans l'autre cas, elle est confisquée.

– Dans les cas de frustration, le sujet se trouve contraint de passer de la confrontation adaptée socialement (par exemple la colère) à la lutte agressive visant à faire mal. Il faut évidemment introduire la variable intermédiaire que sont les représentations que le sujet se fait de la destructivité.

Une question se pose : pourquoi faire de l'agressivité une pulsion et pas seulement une émotion réactive ? D'abord, je trouve les observations des éthologistes sur l'instinct de combat assez convaincantes. Ensuite, je m'appuie sur la clinique du TOC et j'avance deux arguments : le fait que l'isolation est un processus jamais définitif, toujours remis en cause, alors même que la vie n'offre pas forcément de contrariété, ne vient-il pas de ce que le sujet est animé par une force intérieure qui le pousse à combattre et à se confronter aux autres ? D'autre part, on remarquera que le TOC se forme non seulement lorsque le sujet doit assurer sa défense face à l'environnement mais aussi et simplement lorsqu'il doit s'affirmer face aux autres. Ces deux observations plaident en faveur d'une agressivité pulsionnelle.

J'illustre cette conception par un schéma :

document 28 : les deux axes de l'agressivité (combativité) et ses issues

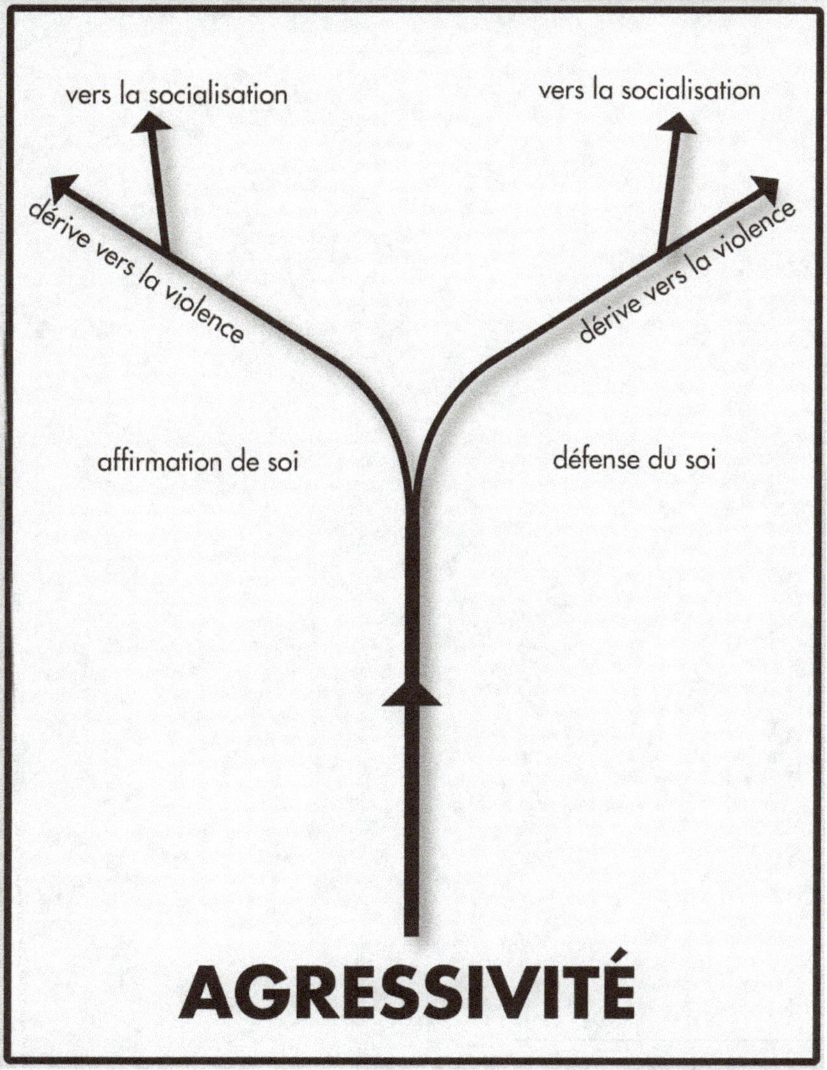


**La gestion de l'agressivité dans le TOC**

C'est dans la difficulté de la confrontation à autrui que naît la possibilité de formation d'une névrose obsessionnelle. Le TOC est un montage défensif pour échapper à une agressivité visant à faire mal, à la destructivité réelle ou perçue impliquée par la confrontation à un autrui dangereux ou frustreur. Ce montage recourt au mécanisme de l'isolation[119], ce qui entraîne une cascade de processus, en particulier la montée de l'énergie isolée dans le mental.

[119] Note sur les destins de l'agressivité. Il y a de nombreuses façons de gérer l'agressivité :

- la solution perverse : le débridement total sans retenue, sans culpabilité ;
- la solution dépressive : le retournement contre soi ;
- la solution paranoïaque : la projection à l'extérieur sur un tiers ;
- la solution par la névrose de caractère : la formation réactionnelle (stabilisation et dilution) ;
- la solution schizophrénique : le morcellement, l'effritement (ici le TOC sert à maintenir le sujet debout) ; échappement ou déplacement dans l'hallucination ;
- la solution par la sublimation dans le sport, l'art, l'engagement social… ;
- la solution morale : le renoncement conscient et délibéré ;
- la solution obsessionnelle : l'isolation, la transposition mentale.

# Chapitre 3

# FREUD ET LA NEVROSE OBSESSIONNELLE

Notes de lectures

## APPORT DES TEXTES FONDAMENTAUX DE FREUD[120]

Mon modèle théorique de la névrose obsessionnelle s'inspire du modèle freudien mais il s'en distingue aussi sur de nombreux points. Pour bien marquer les différences, il me semble utile de passer en revue les principaux textes ou articles dans lesquels Freud traite de la question, tout en prenant appui sur l'éclairage fourni par des commentateurs.

### 1894 : Les psychonévroses de défense[121]

Freud pose clairement l'origine sexuelle de la névrose obsessionnelle. Comme le fait remarquer Castel, cette thèse n'est pas vraiment originale, l'importance de la vie sexuelle dans la névrose était dans l'air du temps. C'est bien la vie sexuelle qui produit l'affect pénible caractéristique de la névrose. Freud définit le mécanisme principal de la formation du symptôme : au lieu d'être refoulé comme dans l'hystérie, l'affect est séparé de sa représentation, déplacé et transposé. Castel fait remarquer que cette thèse

120 Dans les notes qui suivent, je me suis appuyé sur LAPLANCHE & PONTALIS (1968), *Vocabulaire,* article « névrose obsessionnelle » ; sur le magistral ouvrage en deux tomes de Pierre-Henri CASTEL sur l'histoire de la névrose obsessionnelle, *Ames scrupuleuses, vies d'angoisse, tristes obsédés* (2011) et *La fin des coupables suivi du cas Paramord* (2012) ; sur BOUVARD (2003), *Les troubles obsessionnels*, pp. 10-12.

121 In *Psychose, névrose et perversions* (en abréviation : PNP). Le chiffre de la page est celui de l'édition française de 1973 mentionnée en bibliographie.

originale et novatrice va susciter beaucoup de résistance chez les contemporains, bien plus que l'hypothèse sexuelle[122].

### 1895 : « Qu'il est justifié de séparer de la neurasthénie un certain complexe symptomatique sous le nom de "névrose d'angoisse" »[123]

Cet article détache la névrose obsessionnelle de la neurasthénie et consacre le démembrement de la classique neurasthénie en neurasthénie proprement dite et en névrose d'angoisse. On a là une avancée historique considérable : elle prépare la distinction entre névroses actuelles et psychonévroses de défense (névrose obsessionnelle, hystérie de conversion et hystérie d'angoisse).

### 1895 : Obsessions et phobies[124]

Il s'agit d'un texte majeur. Freud traite de la question de la substitution dans la formation du symptôme. Deux cas peuvent se produire : ou bien l'idée est remplacée par une autre idée, l'affect restant le même (40), ou bien un acte ou une impulsion soulageant l'angoisse vient remplacer l'idée, l'affect originel restant inchangé (42). Castel commente : « Si l'on est obsédé, c'est du retour d'une idée inconciliable contre laquelle le moi se défend. D'où le travail de l'obsession qui consiste à forger des substituts[125]... » Freud invente un concept totalement nouveau pour les contemporains : « La représentation se sépare de l'affect qui lui correspond, et l'affect entre alors dans une fausse connexion, soit avec une autre représentation (d'où les substitutions dans la Zwangsvorstellungen), soit en innervant une zone spéciale du corps (et l'on a ainsi les symptômes de l'hystérie : anesthésies, paralysies, etc.)[126]. » Castel insiste sur l'importance de cette seconde avancée historique. L'apport de L'originalité de Freud n'est pas d'avoir donné une étiologie sexuelle à la névrose obsessionnelle (un problème de conflit), car l'étiologie sexuelle des névroses était un fait couramment admis à l'époque. En revanche, les contemporains de Freud ont eu beaucoup de mal à le suivre sur un autre point : le mécanisme de dissociation de la

---

122 CASTEL (2011), p. 412 ; il rappelle aussi que la psychanalyse repose dans ses fondements historiques bien autant sur l'hystérie que sur la névrose obsessionnelle.

123 In *NPP*, p. 15.

124 In *NPP*, p. 39.

125 CASTEL (2011), p. 408.

126 *Ibid.*, pp. 410-411.

représentation et de l'affect, l'affect se liant soit à un ressenti corporel (issue hystérique), soit à une représentation perceptive (issue phobique), soit à une pensée substitutive (issue obsessionnelle).

**1986 : Hérédité et étiologie des névroses**[127]

Freud reprend la thèse du reproche : « Les idées obsédantes (…) ne sont pas autre chose que des reproches que le sujet s'adresse à cause de cette jouissance sexuelle anticipée, mais des reproches défigurés par le travail psychique inconscient de transformation et de substitution » (58).

**1896 : Nouvelles remarques sur les psychonévroses de défense**[128]

Freud reprend encore la définition de la névrose obsessionnelle : « Les obsessions sont invariablement des reproches transformés faisant retour hors du refoulement et se rapportant toujours à une action sexuelle de l'enfance accomplie avec plaisir » (67). Mais il apporte deux précisions intéressantes qui contribuent à l'édification de la théorie de la névrose.

Il distingue d'abord trois périodes de formation (67) :

- Première période : un acte immoral est commis (désir œdipien + haine).
- Deuxième période : le refoulement se produit, avec des formations réactionnelles à la place de l'élément refoulé (scrupulosité, méfiance de soi…).
- Troisième période : le refoulé fait retour sous forme de reproches obsédants.

Il distingue ensuite deux formes de défense (68-72) :

– La défense primaire

. L'affect de reproche reste identique mais se déplace sur un autre objet (= la représentation obsédante).

. L'affect de reproche se transforme lui-même en d'autres affects (= les affects obsédants : doute, remords, reproche…).

---

127 In *NPP*.
128 *Ibid.*

– La défense secondaire. Des actions compulsives (rituels) viennent contrecarrer les représentations et les affects obsédants :

. Contre les idées : la défense opère par rumination compulsive sur des pensées contraires ou abstraites ; par les soucis de vérification ; par la maladie du doute.

. Contre les affects : des mesures d'expiation, de précaution, de crainte de trahison, d'étourdissement sont prises par le sujet.

On dispose désormais de la structure de la névrose. On a, d'un côté, l'idée obsessionnelle plus ou moins déformée, accompagnée d'un affect, lui-même plus ou moins transformé ; et on a, d'un autre côté, la compulsion formée de symptômes dont la fonction est de lutter contre l'idée et l'affect plus ou moins modifiés. Castel insiste sur la double découverte de Freud concernant la névrose obsessionnelle : primo, l'affect se lie à une représentation substitutive ; secundo, l'affect lui-même subit des transformations (angoisse, remords, reproche, honte…).

**1897-1899 : Correspondance avec Fliess (1887-1904)**[129]

Cette période est décisive puisqu'elle marque l'abandon de la théorie de la séduction (1895-1897) à l'origine des névroses, la découverte de l'œdipe comme structure universelle du psychisme humain et le rôle du transfert (pointé dès l'analyse du cas Dora[130] en 1895). C'est la correspondance avec Fliess qui est le meilleur témoin de ces découvertes. Il en résulte des conséquences importantes pour la névrose obsessionnelle : celle-ci naît dans un contexte conflictuel. Le concept de conflit devient central dans la névrose et celle-ci prend désormais davantage appui sur la vie fantasmatique que sur des évènements réels[131]. La névrose n'est pas qu'une affaire de simple reproche. Elle va s'inscrire dans la problématique œdipienne.

**1907 : Actions compulsionnelles et exercices religieux**[132]

---

129 FREUD (2006).

130 FREUD (1956).

131 Dans ma conception de la névrose fondée sur l'agressivité, la question se pose de faire la part entre la peur de mobiliser une agressivité fantasmatique destructrice et la peur objectivement réelle de contrôler une agressivité potentiellement destructrice.

132 In *NPP*, p. 133.

Freud s'intéresse aux rituels. « La névrose obsessionnelle fournit (...) la caricature mi-comique, mi-tragique d'une religion privée » (135), dans le sens où elle est une pratique fortement ritualisée. Il montre comment, après l'échec du premier refoulement, le sujet met en place des actions cérémonielles pour lutter contre la tentation et le risque de la satisfaction sexuelle. Les rituels servent soit à éloigner la tentation, soit à satisfaire les pulsions refoulées selon un compromis.

Il met aussi au jour un élément qui est absolument essentiel dans la névrose : « Cette conscience de culpabilité fait surgir une angoisse d'attente, toujours aux aguets, une angoisse consistant dans l'attente d'un malheur (...) » (139). Nous verrons que c'est vraiment là le centre de la névrose.

### 1905 : Trois essais sur la théorie sexuelle[133]

L'ouvrage ne contient pas de développements majeurs sur la névrose obsessionnelle. Le lecteur ne repère que de brèves allusions au sujet, mais l'ouvrage fournit un cadre théorique de référence pour une théorie sexuelle de la névrose. Il décrit en particulier le stade sadique anal qui va permettre la régression de la pulsion sexuelle et sa transformation en agressivité sadique.

### 1908 : Caractère et érotisme anal[134]

Cet article est important car il annonce la théorie de la régression sadique anale. Les personnes obsessionnelles présentent un caractère ordonné et manifestent économie et entêtement. Freud rapporte ce caractère à l'érotisme anal. Il montre pour la première fois l'existence d'une régression des pulsions. L'érotisme anal, c'est le plaisir pour la saleté, la défécation. Être propre et ordonné exprime, en tant que processus de formation réactionnelle, une opposition à tout ce qui dérange.

### 1909 : Remarques sur un cas de névrose obsessionnelle (« L'homme aux rats »)[135]

Freud dispose désormais de tous les éléments qui vont lui permettre l'élaborer une théorie de la névrose obsessionnelle (origine sexuelle de la

---

[133] FREUD (1987).

[134] In *NPP*, p. 143.

[135] In *Cinq psychanalyses* (1975). Les pages mentionnées correspondent à l'édition 1975.

névrose, disjonction de la représentation et de l'affect, conflit œdipien, caractère anal, importance du transfert…).

L'analyse du patient qui commence le 1er octobre 1907 et qui va se poursuivre de façon intense (parfois quasi quotidienne) onze mois durant, jusqu'en septembre 1908, est l'article majeur où Freud théorise, de façon, il faut le reconnaître, assez complexe, la névrose obsessionnelle. Castel[136] fait remarquer que l'analyse du jeune homme Ernst Lanzer a été une véritable épreuve pour Freud, qui a dû modifier sa conception initiale sur de nombreux points, payer de sa personne en mettant le transfert (œdipien) au cœur de la cure. Les *Remarques* sont le récit « lissé » et restructuré d'un véritable corps-à-corps auquel patient et analyste se sont livrés au fil des mois, au point de départ sur la base de malentendus touchant à la vie personnelle de l'un et de l'autre. Lanzer a mis profondément en crise Freud à plusieurs reprises. Point intéressant, ce patient refusait de n'être que l'illustration ou l'application d'un modèle théorique : il voulait seulement être guéri ! C'est semble-t-il selon Freud ce que la cure lui a permis d'obtenir : le psychanalyste prétend dans une note finale lui avoir « restitué la santé psychique ».

La lecture de « L'homme aux rats » n'est pas simple. L'exposé est complexe, protéiforme, mais immensément riche. Castel indique que les *Remarques* sont une simplification des notes du *Journal* que Freud tenait régulièrement après chaque séance. Elles retracent les méandres d'une pensée qui se cherche, doute, scrute, hésite, évolue au fil des surprises et des provocations que son patient lui réservait.

Je fais ressortir les points essentiels des *Remarques* en rappelant d'ores et déjà que le noyau de la névrose est le souhait non assumé de la mort du père, ce qui pour moi reste avant toute chose l'essentiel.

– Freud confirme l'origine sexuelle de la névrose obsessionnelle. Elle naît d'un problème strictement sexuel : l'existence d'un important conflit infantile entre, d'une part, le désir sexuel de l'enfant[137] pour la mère ou son substitut féminin (234) ou l'onanisme (231) et, d'autre part, le père qui pose un interdit. « Nous avons ainsi une pulsion érotique et un mouvement de

---

136 CASTEL (2012), pp. 21-78.

137 Freud s'intéresse la plupart du temps dans cet ouvrage à la position du garçon (et non de la fille) vis-à-vis de ses parents.

révolte contre elle ; un désir (...) et une appréhension à lui opposer (...) ; un affect pénible et une tendance à des actes de défense. C'est l'inventaire complet d'une névrose » (205). La névrose obsessionnelle se déclenche à l'âge adulte lorsqu'elle fait écho à un conflit infantile et le réactive.

– Il faut préciser que le conflit entre pulsion et interdit est renforcé parce qu'il y a attachement au père, conflit entre sensualité et amour filial. La crainte des représailles du père n'est pas le problème unique. En effet, le problème vient donc de ce que le sujet ambivalent est pris entre deux feux : le désir de supprimer un père gênant et de garder l'amour intense pour ce père (217). Par ailleurs, un conflit va s'instaurer entre l'amour pour la femme et la haine pour elle dans la mesure où elle résiste. On pourrait dire que le conflit se développe à trois endroits : entre le désir et l'interdit, entre l'amour et la haine pour le père, entre l'amour et la haine pour la femme.

– Freud modifie la définition des obsessions qu'il avait donnée en 1896. Elles ne correspondent pas seulement à des reproches transformés mais, de façon plus élargie, à une pensée compulsionnelle couvrant non seulement des reproches mais toutes sortes d'activités mentales : souhaits, tentations, impulsions, réflexions, doutes, ordres, interdictions... Freud mélange ici idées obsessionnelles et rituels. Pour lui, tout est compulsionnel, c'est-à-dire contraint : les idées, les affects, les actions (...). Il ajoute une catégorie particulière de symptômes : les formations de compromis qu'il nomme « délires » et qui incorporent à la défense la satisfaction défendue (243). Il donne une définition de la compulsion : « Deviennent compulsionnels les processus représentatifs qui s'effectuent avec une énergie, laquelle – tant du point de vue qualitatif que quantitatif (et par suite d'un freinage dans la partie motrice des systèmes représentatifs) – n'est d'ordinaire destinée qu'à l'action, c'est-à-dire des pensées qui régressivement doivent remplacer des actes » (259). Cette définition est absolument essentielle. J'ai fondé mon modèle énergétique sur ce processus. C'est à partir de cette dérivation de l'énergie – qui est la marque de l'isolation fondamentale – que se construit et se complexifie la névrose. C'est la raison pour laquelle le sujet s'épuise inutilement dans une lutte mentale. C'est l'origine de la contrainte.

– Freud donne des éléments méthodologiques d'analyse. Il remarque d'abord que ce qui résulte d'une névrose en constitue l'intention (228). Ensuite, tenant compte du réel, il pose que « les obsessions les plus absurdes et les plus étranges se laissent résoudre si on les approfondit dûment. On trouve la solution cherchée en confrontant les obsessions avec les évènements de la vie du patient » (220). Il rapporte les symptômes actuels à une névrose infantile remontant à la phase œdipienne. Les symptômes actuels trouvent leur sens dans un conflit lointain.

– A partir de là, Freud s'attache à décrire comment évoluent, chacun de leur côté, les deux termes du conflit œdipien : ce que deviennent, d'une part, le désir sexuel pour la femme interdit par le père et, d'autre part, la pulsion agressive (haine, rage, rancœur, vengeance, désir de mort) suscitée par le père interdicteur. Tout en affirmant l'origine sexuelle de la névrose (des obstacles s'opposent à un désir sexuel premier et créent le conflit), Freud, me semble-t-il, donne à l'agressivité une importance primordiale. On doit constater que, même si pour lui l'origine de la névrose est sexuelle, il consacre de très longs développements au destin de l'agressivité. Il en fait apparaître les deux sources : une agressivité réactive, surgissant de la haine œdipienne suite à l'interdit paternel ; une agressivité métabolisée produite par la régression sadique anale de la pulsion sexuelle (pour la femme). Dans une très intéressante remarque sur laquelle je reviendrai, Fenichel[138] note que les deux motions vont se mêler pour former une seule et même motion agressive. Ce courant unifié va subir la transformation et être affecté par différents mécanismes de défense.

En fait le tableau se complexifie par le fait qu'il va falloir aussi tenir compte de deux autres éléments : le refus par la femme des avances amoureuses, ce qui va susciter non seulement de l'amour mais aussi de la haine, et la présence d'une motion tendre pour le père qui coexiste avec la haine.

– Comment évolue l'attitude du patient à l'égard du père ?

*a)* Il y a d'abord la haine. Freud la place au cœur de la névrose. La névrose est une complication de cette crainte fondamentale située dans l'enfance : « C'est dans le refoulement de la haine infantile contre son père que nous voyons le processus qui entraîne dans la névrose tous les conflits ultérieurs de la vie » (254).

Freud reprend l'idée, énoncée dans les années précédentes, selon laquelle la névrose consiste dans l'appréhension qu'un malheur n'arrive : fondamentalement, c'est la mort du père qui est redoutée. Si le patient donne

---

[138] FENICHEL (trad. 1953), *La théorie psychanalytique des névroses*.

suite au désir sexuel, alors il arrivera un malheur (Freud parle d'une « inquiétante étrangeté »). Il consacre de nombreux développements à la description de ce qu'il advient de l'agressivité de « L'homme aux rats » à l'encontre de ce père interdicteur. Si cette agressivité est mal supportée, c'est parce qu'elle est destructrice et aussi parce qu'elle s'oppose à l'amour dévolu au père (ambivalence).

Freud reconnaît dans les symptômes de « L'homme aux rats » de nombreux mécanismes de défense à l'œuvre contre l'agressivité :

– Identification au père [139] (236 et *passim*) : en s'identifiant au père, le patient échappe à une position conflictuelle.

– Régression : l'agressivité œdipienne prend une coloration sadique anale (238)[140].

– Formation réactionnelle : un amour et une tendresse exagérés pour le père (254-255) qui cache et contient la haine d'une intensité égale ; d'où une constante ambivalence entre l'amour et la haine, ambivalence elle-même génératrice de doute (223).

– Dérivation, déplacement de cette agressivité vers d'autres personnes, la vieille dame (220-221) ou le cousin de la dame (221).

*b)* Il y a ensuite la motion tendre que le patient voue à son père. Freud dit qu'elle coexiste avec la motion agressive par ambivalence (254) et en même temps qu'elle peut régresser et se métaboliser en sadisme (255).

– Comment évolue l'attitude du patient à l'égard de la dame ?

Le sujet doit gérer deux processus : d'une part le désir érotique qui entre en conflit avec l'interdit paternel et une haine pour la dame qui résiste à l'amour.

*a)* Freud décrit d'abord ce que devient le désir sexuel. Il en rappelle l'origine. L'origine de la névrose serait que le père aurait condamné l'onanisme du fils et les désirs pour les gouvernantes. Il s'en serait suivi un

---

139 Cf. *l'Introduction à la psychanalyse*, où FREUD développe un exemple du processus.
140 Est-ce la régression de la motion tendre ?

refoulement et une régression à la période anale de la pulsion sexuelle qui se métaboliseraient en érotisme anal et cruauté.

Freud parle de régression dans deux passages[141] :

– Dans un premier passage (239), les explications sont ambiguës : la régression paraît s'appliquer plutôt à l'agressivité qu'à la pulsion sexuelle.

– Dans un second passage (259), il montre comment la pulsion sexuelle œdipienne devient régressivement pulsion sadique anale dans la « pulsion à connaître » et même désir auto-érotique (onanisme).

*b)* En revanche il consacre beaucoup de développements à montrer comment le sujet gère l'agressivité qu'il voue à la dame parce qu'elle s'oppose à ses vues :

– retournement contre soi, suicide (221-222) ;
– formation réactionnelle (222-223) ;
– rationalisation (224) ;
– annulation rétroactive (222-223) ;
– isolation par dépouillement de la charge affective (226) ; par disparition du lien de causalité (250) ;
– déplacement de l'objet de l'affect (227).

Freud décrit aussi quatre traits de la pensée obsessionnelle : la pensée superstitieuse (248-250), trait que les cognitivistes vont bien décrire ; le doute (ici pour une autre raison – précédemment mentionnée – que l'ambivalence) par fascination pour l'incertain et permettant au sujet de s'isoler du monde (250) ; la toute-puissance de la pensée propre à la pensée de l'enfant (252) ; la fascination pour la mort (une façon de projeter les pulsions agressives sur autrui mais aussi de résoudre radicalement les conflits) (253).

Freud revient sur le concept de régression (258-259). Il la voit à l'œuvre dans deux domaines :

– Dans le passage de l'acte à la pensée (la compulsion vient de là). C'est une notion essentielle sur laquelle je fais reposer toute ma modélisation. C'est l'isolation primordiale.

141 Ce n'est pas dans « L'homme aux rats » que l'étude de la régression est la plus poussée.

– Dans le retour de la sexualité à des objets primitifs (mère, onanisme…).

Pour conclure mes réflexions sur « L'homme aux rats », j'insiste sur le pansexualisme de Freud. La névrose obsessionnelle est une névrose sexuelle à plusieurs titres :

- Le déclenchement de la névrose est une privation sexuelle extérieure.
- La névrose est l'expression d'un conflit sexuel : il y a barrage de la pulsion sexuelle par un interdit.
- L'agressivité réactionnelle (la haine pour le père) est sexualisée d'une part par le mélange dans l'agressivité de la pulsion d'autoconservation et de libido, et d'autre part par la régression sadique anale qui sexualise la partie non sexuelle de la libido.
- Si la pulsion sexuelle pour la femme aimée ou la motion tendre pour le père deviennent agressivité, on n'est pas vraiment dans un changement de pulsion mais dans une métabolisation de la pulsion sexuelle.
- De nombreux symptômes obsessionnels sont des symptômes de compromis de défense et de satisfaction.

La sexualité est omniprésente dans la pensée de Freud.

J'insiste aussi sur l'importance de l'agressivité qui est présente également dans toutes les relations du patient avec son entourage et fondamentalement dans la relation au père. Au fond, ce qui se donne à voir, c'est constamment l'agressivité. Et si, au lieu de considérer que l'agressivité est l'expression de la sexualité, Freud l'étudiait pour elle-même, le tableau clinique deviendrait plus simple et plus lisible. Mais Freud refusera toujours d'aller dans ce sens. Il le dira explicitement plus loin.

**1913 : La disposition à la névrose obsessionnelle**[142]

– Dans cet article, Freud explicite très clairement ce qui n'était qu'esquissé dans « L'homme aux rats », à savoir le processus de régression de la pulsion sexuelle qui, attiré par des points de fixation, devient « motion érotico-anale et sadique ». Le sujet régresse à une époque prégénitale où ne sévissaient que des pulsions partielles. Freud est très clair sur le sujet : l'existence de

142 In *NPP.*

points de fixation sadiques anaux fournit l'explication de la disposition à la névrose obsessionnelle. Sans ces points de fixation, il n'y aurait pas de névrose.

– Freud décrit les différents temps de la situation régressive : « Régression complète après refoulement aisément exécuté (ou répression) (…) ; conflit, effort pour ne pas admettre la régression avec formations réactionnelles contre elle, formation de symptômes par compromis entre les deux parties, clivage des activités psychiques en activités susceptibles d'être conscientes et activités inconscientes, dans le cas de la névrose » (196).

– Freud note l'importance des motions de haine et d'érotisme anal dans la névrose obsessionnelle (193). Il cherche à prévenir l'objection qu'on est immanquablement tenté de lui faire. Le psychanalyste pourrait être gêné par un constat, « Les névroses, du fait du procès du refoulement sexuel, sont contraintes d'exprimer des tendances sexuelles par des pulsions non sexuelles », et pourrait donc être tenté « de sexualiser par compensation ces dernières » (195). Freud est très clair : si on pense ainsi, on sort de la psychanalyse ! Le concept de pulsions partielles est vital pour la psychanalyse (« une question de vie ou de mort »). On n'a pas affaire à une pulsion agressive (« d'emprise ») autonome mais à une pulsion sexuelle partielle qui a une dimension agressive.

– On voit bien que Freud, gêné par l'importance reconnue de l'agressivité dans la névrose obsessionnelle, n'a de cesse de veiller à ne pas « perdre » la sexualité dans le suivi de ses transformations.

**1916-1917 : Introduction à la psychanalyse**[143]

– L'*Introduction* n'apporte rien de vraiment nouveau à la théorisation mais récapitule les éléments essentiels de la névrose obsessionnelle en les précisant.

– Dans le chapitre intitulé « Le sens des symptômes », Freud donne la définition de la névrose en distinguant avec clarté idées et rituels : « La névrose obsessionnelle se manifeste en ce que les malades sont préoccupés par des idées auxquelles ils ne s'intéressent pas, éprouvent des impulsions qui leur paraissent tout à fait bizarres et sont poussés à des actions dont

143 FREUD (1965).

l'exécution ne leur procure aucun plaisir mais auxquelles ils ne peuvent échapper[144] » (240).

– Dans le chapitre « Rattachement à une action traumatique », Freud rappelle que la névrose obéit à des processus inconscients (259) : « Ces symptômes, représentations et impulsions, nous amènent infailliblement à la conviction de l'existence de l'inconscient psychique (…) » (260) ; « Je vous ai dit que toute la tâche du traitement psychanalytique pouvait être résumée dans la formule : transformer tout l'inconscient pathogénique en conscient » (264). Le problème, c'est que la prise de conscience dans le traitement de la névrose obsessionnelle est bien loin de garantir le changement !

– Dans « Résistance et refoulement », Freud insiste sur l'importance du doute dans la névrose : « La résistance s'est réfugiée dans le doute. » Il ajoute : « Les symptômes ont pour but soit de procurer une satisfaction sexuelle, soit de l'éluder ; le caractère positif, au sens de la satisfaction, étant prédominant dans l'hystérie, le caractère négatif, ascétique étant dominant dans la névrose obsessionnelle » (281). Freud voit par ailleurs dans l'annulation rétroactive un processus essentiel : « Dans la névrose obsessionnelle, il y a séparation entre les deux intentions : le symptôme, qui est à deux temps, se compose de deux actions s'accomplissant l'une après l'autre et s'annulant réciproquement[145] » (282).

– Dans « La vie sexuelle de l'homme », il rappelle l'origine sexuelle de la névrose : « On peut contracter une névrose lorsqu'on est privé de satisfaction

---

144 Freud donne l'exemple d'une vieille dame obsessionnelle : « Le mystère le plus profond de sa maladie consiste en ce que, par celle-ci, elle protège son mari contre de méchants propos, justifie leur séparation dans l'espace et lui rend possible une existence séparée agréable » (p. 245). Freud fait remonter l'origine de la névrose à une scène sexuelle s'étant déroulée le jour du mariage (l'impuissance de son mari) et, plus avant, aux désirs érotiques éprouvés à l'égard de son père et remontant à la petite enfance. En fait, aujourd'hui, cette femme veut quitter son mari et c'est bien cela qui fait problème et qui est ingérable pour elle. La névrose sert à camoufler le désir agressif de quitter son mari. On est dans quelque chose d'agressif déclenché par des raisons sexuelles mais, tel que Freud expose le cas, le problème devient de plus en plus celui d'une difficile gestion de l'agressivité. On remarquera combien il peine à reconstituer de façon claire un œdipe à l'origine de la névrose. Il est plus à l'aise pour décrire magnifiquement le destin du désir et de la haine.

145 On voit que Freud donne pour caractériser la névrose une importance primordiale à des mécanismes différents : tantôt l'isolation dans « L'homme aux rats », tantôt ici, dans l'*Introduction* (…), le doute, l'annulation rétroactive, la formation réactionnelle ou l'identification. Je mets résolument l'isolation en première ligne.

sexuelle normale » (289). Il reprend les développements des *Trois essais* en décrivant entre autre le stade anal (294).

– Dans « Développement de la libido et organisation sexuelle », il insiste sur le complexe d'Œdipe, le « noyau des névroses » (317). Il décrit la tendresse pour la mère ou la sœur et la haine pour le père, qui va tant poser problème à l'obsessionnel.

– Dans « Points de vue du développement et de la régression : étiologie », il établit très clairement un lien entre la régression et la fixation : la régression est « le retour de la libido à des phases antérieures de son développement » (322). Il donne toute son importance à un second facteur (le premier étant la fixation), à la notion de privation (324). Il dit clairement que dans les deux névroses de transfert, hystérie et névrose obsessionnelle, la libido, suite à une privation (= l'élément déclenchant), subit une première régression « aux premiers objets sexuels de nature incestueuse (…) », c'est-à-dire à la phase œdipienne. Certes, le conflit est provoqué par une privation extérieure mais, « pour qu'une privation extérieure devienne pathogène, il faut qu'il s'y ajoute une privation intérieure » (329). Dans l'hystérie, le processus s'arrête là et commence le refoulement. Dans la névrose obsessionnelle, la régression continue vers la phase sadique anale. J'insiste sur l'importance de cette citation : « L'impulsion amoureuse se présente alors sous le masque de l'impulsion sadique. La représentation obsédante "je voudrais te tuer", lorsqu'on la débarrasse d'excroissances non accidentelles mais indispensables, signifie au fond ceci : je voudrais jouir de toi en amour[146] » (323). D'où l'horreur « que peuvent éveiller chez le malade ces représentations obsédantes qui apparaissent à sa conscience comme lui étant tout à fait étrangères » (324).

Freud insiste aussi sur le fait que la régression s'accompagne aussi de défense à l'égard de l'analité, sinon on aurait affaire à une perversion. Il reprend aussi la question du conflit psychique (328). Le conflit se déclenche suite à une privation extérieure. Les tendances libidineuses cherchaient à se satisfaire par des voies détournées. Mais cette satisfaction peut se heurter à une privation intérieure. D'où le conflit. Les tendances du moi s'appellent « instinct de conservation ». Sous la pression de l'éducation, les tendances

146 On remarquera que Freud ne s'occupe ici que de la libido, c'est-à-dire de la motion tendre pour un être aimé : celle-ci semble s'appliquer à la figure féminine mais aussi au père qui est aussi objet de tendresse – on l'a vu dans « L'homme aux rats ».

du moi apprennent à renoncer la satisfaction immédiate ou à la différer. Les instincts sexuels obéissent au principe du plaisir, les instincts de conservation au principe de réalité (336).

Freud se pose une question essentielle pour notre propos. Il se demande quelles sont les tendances non sexuelles qui s'opposent aux tendances sexuelles et il répond : ce sont les tendances du moi (329). « La psychanalyse, dit Freud, a toujours reconnu les tendances non sexuelles. Le conflit pathogène est un conflit entre les tendances du moi et les tendances sexuelles » (330). Et il ajoute pour prévenir tout réductionnisme : « Les névroses sont des produits, non de la sexualité, mais du conflit entre moi et sexualité » (330). Ainsi, « il n'est pas exact de prétendre que la psychanalyse ne s'intéresse pas au côté non sexuel de la personnalité », mais il ajoute aussitôt : « Les tendances du moi subissent, elles aussi, un développement significatif qui n'est ni totalement indépendant de la libido, ni tout à fait exemple de réaction contre elles. » D'où l'importance qu'il donne au troisième facteur dans l'étiologie des névroses (après la fixation et la privation) : la tendance au conflit, qui « dépend aussi bien du développement du moi que de celui de la libido » (331).

Freud peine à expliquer le conflit qui a besoin d'un élément non sexuel pour s'opposer à la sexualité. Mais, jusqu'au bout, il maintient que toute névrose obsessionnelle trouve son origine dans un conflit dans lequel la sexualité occupe la première place, ce que conteste mon modèle.

### 1921 : Au-delà du principe de plaisir[147]

Cet article marque un revirement profond un tournant décisif dans la pensée de Freud. Ce tournant est perceptible dès 1915. Changement de décor : Il reconnaît l'existence d'une pulsion de mort. Il s'appuie sur deux observations cliniques : « Le caractère de compulsion de répétition (…) nous a mis (…) sur la trace de la pulsion de mort » (116). Il s'interroge aussi sur la nature du sadisme : « N'est-on pas invité à supposer que ce sadisme est à proprement parler une pulsion de mort qui a été repoussée du moi par l'influence de la libido narcissique de sorte qu'elle ne devient manifeste qu'en se rapportant à l'objet » (113). Il doit alors admettre l'existence d'autres pulsions que les pulsions du moi ou d'autoconservation. Il passe du

147 FREUD (2001).

dualisme entre pulsion libidinale et pulsion de d'autoconservation (ou pulsions du moi) à un autre dualisme entre pulsion de vie et pulsion de mort. Notons que les pulsions d'autoconservation dans cette seconde théorie sont libidinalisées. Les pulsions du moi font partie d'un vaste Eros. Il part de l'hypothèse générale que les pulsions « veulent rétablir quelque chose d'antérieur » (90) ; « Le but de toute vie est la mort (...) car le non-vivant était là avant la mort » (91). Cet article ne développe pas les conséquences de ce choix théorique au plan clinique.

En fait, du début de l'article jusqu'à l'excellent résumé donné par la note finale, Freud n'a de cesse de rappeler la prudence qu'il faut avoir quand on spécule sur la pulsion de mort.

On le voit par s'exemple s'interroger sur le sadisme, sujet qui concerne la névrose obsessionnelle. Freud hésite sans cesse : le sadisme est-il l'expression d'une pulsion spécifique de mort ou bien une émanation d'Eros ? Le sadisme fait-il partie d'une polarité amour/haine, mais alors comment déduire de l'Eros qui conserve la vie la pulsion sadique qui a pour but de nuire à l'objet (113) ? Ou bien doit-on le rapporter à une pulsion radicalement différente ?

**1923 : Le moi et le ça**[148]

Freud développe sa nouvelle théorie concernant les deux espèces de pulsions

Il résume de façon magistrale sa théorie : « Il faut distinguer deux espèces de pulsions, dont l'une, les pulsions sexuelles ou Eros, est de loin la plus évidente et la plus accessible à la connaissance. Elle englobe non seulement la pulsion sexuelle proprement dite, non inhibée, et les motions pulsionnelles inhibées quant au but et sublimées qui en dérivent, mais aussi la pulsion d'autoconservation que nous devons attribuer au moi, et que nous avions opposées pour de justes raisons, au début du travail analytique aux pulsions d'objet sexuelles. Pour mettre en évidence la deuxième espèce de pulsion, nous allions rencontrer des difficultés ; finalement nous en arrivâmes à considérer le sadisme comme son représentant. Sur la base de réflexions théoriques appuyées par la biologie, nous supposâmes l'existence d'une pulsion de mort, qui a pour tâche de ramener le vivant organique à l'état

---

148 In *Essais de psychanalyse.*

inanimé, tandis que l'Eros poursuit le but de compliquer la vie en rassemblant de façon toujours plus extensive la substance vivante éclatée en particules, et naturellement, en plus, de la maintenir. Les deux pulsions se comportent là, au sens le plus strict, de façon conservatrice, puisqu'elles tendent à la restauration d'un état qui a été perturbé par l'apparition de la vie » (281-282). Freud s'interroge sur la façon dont les deux pulsions se mélangent et se combinent. Il note par exemple comment la pulsion de mort a été très tôt dérivée vers le monde extérieur par la musculature (283) pour devenir « pulsion de destruction ».

Freud revient sur la question du sadisme : dans le sadisme, selon les moments et les configurations, il peut y avoir union ou désunion des deux pulsions de vie et de mort.

La suite de l'article développe l'embarras de Freud. L'existence des deux pulsions crée des complications cliniques et théoriques. Il maintient le dualisme mais s'en trouve embarrassé. Pourquoi ? Parce que l'observation conduit à voir plus de pulsion de vie que de pulsion de mort : « Encore et toujours, nous nous apercevons que les motions pulsionnelles dont nous pouvons suivre la trace se révèlent être des rejetons de l'Eros. » N'étaient-ce les considérations formulées dans *Au-delà du principe de plaisir* et en fin de compte la contribution d'éléments sadiques à l'Eros, il nous serait difficile de maintenir notre dualisme fondamental. Mais, puisque nous sommes forcés de maintenir cette conception, l'impression s'impose à nous que les pulsions de mort sont pour l'essentiel muettes et que tout le bruit de la vie provient surtout de l'Eros » (289).

Pourquoi Freud maintient-il le dualisme ? C'est à cause de la compulsion de répétition et du sadisme. Mais il parle aussi dans le dernier chapitre, « Les relations de dépendance du moi », de la réaction thérapeutique négative qui explique maints échecs thérapeutiques et en face de laquelle le psychanalyste se sent souvent désarmé.

L'ouvrage recèle une remarque sur la névrose obsessionnelle qui traduit une difficulté. Il voit aussi dans la culpabilité de la névrose obsessionnelle une puissance qui porte la marque de la pulsion de mort : « Suivant notre conception du sadisme, nous dirions que la composante destructrice s'est retranchée dans le sur-moi et s'est tournée contre le moi. » Freud dit une phrase qui laisse entendre que la pulsion de destruction pourrait être à l'œuvre dans la névrose obsessionnelle : « La pulsion de destruction a été libérée et cherche à détruire l'objet » (298). Mais Freud rappelle le mécanisme : « Dans la névrose obsessionnelle, il est devenu possible, par une régression à l'organisation prégénitale, que les impulsions amoureuses se transposent en impulsions d'agressions contre l'objet » mais, en fait, le moi lutte de toutes ses forces contre ses tendances destructrices (298). Ce qui est important pour notre propos, c'est que Freud discerne bien la pulsion de destruction à l'œuvre dans la névrose obsessionnelle. Il la voit dans les exigences du surmoi ; il la voit aussi et surtout dans la régression des pulsions libidinales au stade sadique anal : l'amour s'est transformé en haine. Mais Freud ne va pas jusqu'au bout : il craint de perdre la spécificité de l'agressivité qu'il identifiera jusqu'au bout comme une expression de la libido.

Malgré la découverte de l'instinct de mort, Freud ne modifie pas sa théorie de la névrose obsessionnelle : celle-ci demeure bien une névrose sexuelle. Certes Freud semble voir à l'œuvre la pulsion de destruction. Mais cet instinct est toujours imbriqué dans l'Eros. Il ne la rapporte pas à la force d'autodestruction mise au jour. On aurait pu imaginer qu'il présenterait la névrose obsessionnelle comme une tendance à gérer une pulsion de mort endogène mais il ne va pas du tout dans ce sens.

## 1930 : Malaise dans la civilisation[149]

Freud élargit sa théorie psychologique et la prolonge dans une vision anthropologique : « Au-dessous de l'adulte organisé sous le primat de la libido et de ses conséquences sociales secondarisées, il distingue une tendance à la violence, une hostilité primaire, une violence spontanée, un état initial de bête sauvage qui fait perdre tout égard pour les siens[150]. » Freud suit sa logique. La pulsion de mort doit être secondarisée. L'individu doit échapper à la destruction interne en projetant à l'extérieur ses instincts agressifs. L'agressivité de l'homme pour l'homme n'est pas primaire, elle est secondaire, seule façon d'échapper à l'anéantissement. Mais la civilisation se doit de domestiquer par l'éducation cette agressivité sauvage. Les psychanalystes ont toujours eu de l'agressivité une vision plutôt négative, c'est une vision que je ne partage pas.

## 1938 : Abrégé de psychanalyse[151]

Au terme de sa vie, Freud récapitule la seconde théorie. On a deux pulsions fondamentales qui sont « l'Eros et la pulsion de destruction » qu'il appelle aussi « pulsion de mort ». L'énergie de l'Eros va s'évertuer à neutraliser les tendances destructrices : « Toute l'énergie disponible dans l'Eros, que nous appellerons désormais libido, se trouve dans le moi-ça encore indifférencié et sert à neutraliser les tendances destructrices qui y sont également présentes » (9).

« Aussi longtemps que cette pulsion agit intérieurement en tant que pulsion de mort, elle reste muette, et elle ne se manifeste à nous qu'au moment où, en tant que pulsion de destruction, elle se tourne vers l'extérieur » (9).

« Cette diversion semble indispensable à la conservation de l'individu. Elle est accomplie grâce au système musculaire[152]». Le problème est que les exigences de la civilisation forcent l'homme à refréner son agressivité. Mais « refréner son agressivité (...) est en général malsain et pathogène ». Il y a risque de retour au point de départ, c'est-à-dire à l'autodestruction. Le risque

---

149 FREUD (2010).

150 *Ibid.*, p. 104.

151 FREUD (1975).

152 Cette remarque est importante : elle confirme mon point de vue selon lequel l'abolition de l'isolation suppose un travail corporel.

que pointe Freud n'est pas exactement le même que celui que pointera Winnicott. Le blocage de l'agressivité entraîne pour Freud l'exaspération de la violence sociale ; pour Winnicott, c'est plutôt le risque d'autodestruction.

Pour Freud, il est important que l'Eros se développe. C'est ce qui va produire une baisse et une élaboration de l'agressivité. Très vite l'agressivité va rencontrer la libido et s'en trouve neutralisée, ou bien elle va se fondre dans la libido et par exemple se transformer en haine de l'objet aimé. C'est la thèse fondamentale à laquelle toute la tradition psychanalytique restera fidèle, en particulier celle de Melanie Klein (pour qui dès la naissance le nourrisson est en proie de façon radicale à des pulsions opposées de haine et d'amour)[153], celle de Winnicott (pour qui le nourrisson est en proie à des pulsions de destruction primitives, issues de la pulsion libidinale primitive – quoique distinctes d'elles – et en tout cas sources de profonde jouissance) et surtout celle de Bergeret (pour qui il existe une violence fondamentale anobjectale qui trouve son élaboration dans la fusion avec l'Eros au stade objectal œdipien)[154].

Pour terminer cette revue historique, j'avance quelques remarques inspirées du *Vocabulaire*[155]. Freud a mis au jour l'existence d'une nouvelle forme d'agressivité. Il s'agit selon lui « d'une puissance que nous nommons selon ses buts pulsion d'agression ou de destruction et que nous faisons dériver de la pulsion de mort originaire de la matière inanimée[156] ». Ainsi, Freud admet que le psychisme n'est pas régi par le seul principe de plaisir. L'introduction des pulsions de mort dans la seconde théorie présentée en 1920 dans *Au-delà du principe de plaisir* n'a semblé guère modifier chez lui la conception de la

---

153 La célèbre psychanalyste d'enfants intégrera la pulsion de mort dans la description des premiers stades de la vie (position schizo-paranoïde et position dépressive) mais restera fidèle à la conception freudienne de la névrose obsessionnelle selon laquelle la névrose surgit dans la seconde enfance à la faveur d'une régression de la libido au stade anal. Toutefois, il semble qu'il y ait une ouverture de la pensée freudienne classique : elle reconnaît dans les névroses infantiles de la première enfance des traits obsessionnels moins marqués que dans la seconde mais authentiquement obsessionnels. D'autre part, elle admet que dans des cas très graves on puisse parler d'une névrose obsessionnelle primitive.

154 Tout son travail consiste à déceler chez Freud des traces de la pulsion de mort dans les phases primitives. Mais ses ouvrages ne contiennent que de brèves allusions à la névrose obsessionnelle. Je m'appuierai sur la violence fondamentale pour développer une théorisation modifiée de la névrose.

155 LAPLANCHE & PONTALIS (1967).

156 Cité par LAPLANCHE, p. 375. Pour Freud, l'agressivité dirigée contre les autres n'est jamais primaire, elle est une projection à l'extérieur du soi d'une pulsion dirigée contre soi.

névrose obsessionnelle. Pour lui, la pulsion impliquée dans la névrose obsessionnelle est la sexualité et non une pulsion agressive spécifique. Quand, dans l'étude de la névrose obsessionnelle, il parle d'agressivité, c'est de sexualité régressée qu'il s'agit : « On est frappé, s'étonnent les auteurs du *Vocabulaire*, du peu de changement manifeste que la nouvelle théorie des pulsions apporte aussi bien dans la description du conflit défensif que dans celle de l'évolution des stades pulsionnels[157]. »

Dans une première partie de son œuvre, l'agressivité est méconnue par Freud au profit de la libido. Dans la seconde partie, la pulsion de destruction est reconnue par lui mais elle semble l'embarrasser : il a toujours été très réticent à lui faire jouer un rôle fondamental dans la théorie des névroses.

**1945 : Fenichel**

J'ajoute un prolongement à cette revue bibliographique. Le chapitre XIV du traité très didactique de Fenichel intitulé *La théorie psychanalytique des névroses*[158] est tout à fait intéressant. Il concerne la névrose obsessionnelle. Ce traité n'apporte pas de données vraiment nouvelles, mais c'est une voix autorisée qui parle et qui récapitule la théorie freudienne d'une façon exhaustive et synthétique, en apportant d'utiles précisions.

Plusieurs remarques à ce sujet :

– Fenichel confirme la théorie officielle : la seconde théorie des pulsions n'a pas vraiment infléchi la théorie de la névrose obsessionnelle. Il est peu question de pulsion de mort.

– Il pointe un mécanisme important : l'obsessionnel « est obligé de faire ou de penser ou d'oublier certaines choses ; et il se sent menacé de terribles dangers » (326). Les notions de contrainte et de menace sont essentielles.

– Il garde l'idée d'une névrose sexuelle. Les idées obsessionnelles sont « des dérivatifs » (327). On a affaire à des « tendances œdipiennes déformées » (330) ; « Le complexe d'Œdipe est le centre des impulsions refoulées » (332) ; « Le complexe d'Œdipe est la base du symptôme compulsif, mais il apparaît en outre dans cette affection de très fortes tendances sadiques anales tirant leur origine du stade précédent de développement libidinal, tendances

[157] *Ibid.*, p. 374.

[158] FENICHEL (trad.1953), *La théorie psychanalytique des névroses.*

régulièrement efficientes et combattues » (333) ; « Les impulsions sadiques anales croissent aux dépens du complexe d'Œdipe originellement phallique (...). Il est maintenant compréhensible que les impulsions refoulées dans l'obsession soient composées de tendances œdipiennes phalliques et d'impulsions masturbatoires, d'une part, et qu'elles soient, néanmoins d'autre part, de nature sadique anale. La défense a été, en premier, dirigée contre le complexe d'Œdipe phallique et l'a supplanté par le sadisme anal ; puis la défense a continué contre les impulsions anales » (335). On régresse de l'œdipe vers le sadique anal et vers le masturbatoire.

– Il place la régression au cœur de la névrose. Il décrit la transformation que subit le désir : « Le patient parle de tuer sa mère quand il veut dire en fait avoir des rapports sexuels avec elle » (333). Cette phrase est très explicite ! Elle fait écho à la phrase de Freud dans *Le moi et le ça* : « Dans la névrose obsessionnelle, il est devenu possible, par une régression à l'organisation prégénitale, que les impulsions amoureuses se transposent en impulsions d'agression contre l'objet » (298).

Il donne une phrase-clef décrivant le processus de régression : « L'effet de la régression est double : 1) le sadisme se combine avec l'hostilité œdipienne ressentie contre le parent du même sexe et impose de nouvelles tâches défensives au moi ; 2) l'érotisme anal émergeant change le but sexuel et, de cette façon, le comportement de la personne. L'érotisme anal est toujours, comme il a été établi, de nature bisexuelle, l'anus pouvant être un organe actif dans sa fonction d'expulser et un organe creux, pouvant être stimulé par un objet pénétrant » (337-338).

– Au terme de la régression, que se passe-t-il ? Une première façon de s'en sortir pour le sujet est de construire un caractère particulier. Les formations réactionnelles sont des traits de caractère traduisant une défense souvent réussie contre l'agressivité sadique anale. Le sujet peut aussi s'engager dans la sublimation de ces mêmes activités. Il y a soit adoption d'une direction contraire soit diversion, en gardant le même but.

– Fenichel décrit finement trois mécanismes de défense principaux à l'œuvre dans le système de défense de l'obsessionnel contre les pulsions sadiques anales : la formation réactionnelle, l'isolation, l'annulation. Il paraît leur accorder la même importance.

– Comment décrit-il l'isolation, à laquelle j'accorde une attention toute particulière ? « Le malade n'a pas oublié ses traumatismes pathogènes[159] mais a perdu la trace de leurs connexions et de leur signification émotionnelle » (192). Il décline plusieurs formes : séparation entre l'idée et l'affect, séparation entre la cause et la conséquence (perte du lien logique entre deux idées), interpolation d'intervalles de temps ou d'espace entre des domaines censés être séparés, isolation d'une idée de l'investissement émotionnel qui y était originalement lié, séparation entre les éléments tendres et sensuels de la sexualité, ambivalence du conflit amour/haine (192-194).

– Enfin, Fenichel reprend l'idée essentielle de l'interdit du toucher comme prototype du mécanisme d'isolation (197).

**1965 : le congrès d'Amsterdam**

Ce congrès marque l'ultime sursaut pour « sauver » la névrose obsessionnelle freudienne. Castel voit dans le travail de réinterprétation de « L'homme aux rats » effectué par Grunberger un petit bijou d'exégèse. Cet auteur croit avoir trouvé la solution théorique : la névrose obsessionnelle doit être comprise à la lumière de l'œdipe, mais d'un œdipe inversé : « Le père devient objet de désir et la mère apparaît symétriquement comme interdictrice et castratrice[160]. » Mais cette hypothèse n'est pas apparue généralisable. D'autre part, les modifications techniques proposées par Nacht (imposition d'un face-à-face plus directif) se sont avérées insuffisantes et celles suggérées par Sifneos (traitement inspiré des théories de l'apprentissage) sont apparues efficaces mais ont été rejetées par les psychanalystes canoniques.

A partir de cette date, Castel note que les références psychanalytiques de la névrose obsessionnelle ont disparu des « écrans radar » de la recherche, supplantées par les références comportementales et cognitives.

---

159 La théorie freudienne du traumatisme oscille sans cesse entre le réel et le fantasme. Voici ce qu'en dit Bergeret dans *La violence fondamentale* : « Nous retrouvons dans la position freudienne la même hypothèse d'une double origine, intérieure ou extérieure, de toute élaboration fantasmatique. En effet, Freud n'a jamais compris le fantasme comme une expression imaginaire d'origine purement pulsionnelle, mais il ne l'a jamais considéré non plus comme une simple déformation de souvenirs provenant d'éléments de la réalité objectale » (109). Je trouve intéressant de garder cette dualité dans la compréhension des peurs que vit l'obsessionnel.

160 CASTEL (1912), p. 306.

# SYNTHESE DE LA THEORIE FREUDIENNE

## Le tronc commun des névroses

Pour Freud, à la base de toute névrose, il y a un conflit intrapsychique entre les désirs sexuels inconscients en provenance du ça et les exigences du surmoi. On est dans une problématique sexuelle. Ce conflit se produit à la phase œdipienne. Ce conflit intrapsychique est source d'intense culpabilité et d'angoisse. Le moi, pour y échapper, met alors en place des mécanismes de défense pour gérer le conflit. Le premier mécanisme est celui du refoulement, « opération par laquelle le sujet cherche à repousser et à maintenir dans l'inconscient des représentations (pensées, images, souvenirs) liées à une pulsion[161] ». Le sujet cherche à séparer la représentation de l'affect [162] en rejetant la représentation dans l'inconscient. Mais le refoulement est un mécanisme peu efficace. Il rend même, selon Nasio[163], la représentation plus virulente. La névrose se constitue lorsque le refoulement échoue et qu'il y a retour du refoulé.

Freud distingue trois issues selon le type de support choisi pour dériver la charge énergétique, trois issues traduisant un refoulement raté. Dans quelles directions s'opère la dérive ?

– Dans la solution hystérique, c'est vers une sensation corporelle.

– Dans la solution phobique, c'est vers la perception d'un objet extérieur précis.

– Dans la solution obsessionnelle, c'est vers une idée. Le conflit se transpose au niveau du mental : « La pensée se substitue aux actes[164]. »

[161] LAPLANCHE, *op. cit.*, p. 393.
[162] Il est intéressant de remarquer que, pour NASIO, le refoulement est foncièrement un processus d'isolation : « Plus le moi attaque la représentation, plus il l'isole. Or c'est exactement ce sursaut défensif du moi que Freud appelle refoulement » (*L'hystérie,* p. 38).
[163] NASIO, *ibid.*, p. 39
[164] Cf. BOUVARD, p. 10.

## La formation de la névrose obsessionnelle dans la théorie freudienne

On peut distinguer plusieurs phases dans le déploiement de la névrose :

**Phase 1 :** la phase sadique anale. Il y a constitution de points de fixation lors du passage à la phase sadique anale ; expérience soit d'érotisme extrême soit de contrainte extrême.

**Phase 2 :** la phase œdipienne. Lors de cette phase, le sujet se trouve confronté à l'interdit du désir là encore en fonction de contexte de séduction ou de répression : il produit un refoulement du désir avec formations réactionnelles prenant déjà appui sur les points de fixation anciens.

**Phase 3 :** la phase du déclenchement. Un contexte déclencheur à l'âge adulte : une privation sexuelle, une contrariété, renvoie le sujet à une privation intérieure : c'est la première régression vers la phase œdipienne.

**Phase 4 :** lors de la régression à la phase œdipienne, se trouve réactivée la problématique œdipienne avec désir et interdit. Le sujet doit gérer deux motions : le désir et la haine. Il peut y avoir lutte contre ces motions par annulation rétroactive, par ambivalence, par formation réactionnelle ; mais la plupart du temps va s'opérer une régression profonde (les points de fixation attirent puissamment le sujet en arrière d'autant plus que l'interdit est fort ou que le désir est faible). Il y a blocage et s'effectue une quadruple régression vers le registre sadique anal :

– du désir libidineux pour la mère ;
– de la haine du père ;
– de la haine pour la personne aimée qui refuse ;
– de la motion tendre pour le père.

Tous ces courants agressifs fusionnent[165] et vont faire l'objet d'une lutte obligée par le surmoi (sinon on serait dans la perversion)[166].

---

165 Cf. FENICHEL, p. 337.

166 Cf. l'affirmation maintes fois reprise par Freud : la névrose est le contraire de la perversion. Je cite la belle phrase de Castel : « L'obsédé freudien (…) refoule une pulsionnalité dont la face de perversité l'angoisse » (*Ames scrupuleuses*, p. 336).

**Phase 5 :** la régression fondamentale. C'est là que s'opère une autre régression tout à fait fondamentale[167] : l'énergie passe de l'acte à la pensée et que je préfèrerai appeler isolation primaire qui est en fait un processus de mentalisation. La charge énergétique monte dans le mental et va produire deux sortes de symptômes contraints :

– Des idées déformées accompagnées d'affects déplacés. On est dans le registre obsessionnel.

– Des rituels qui ont pour but de lutter contre ces idées et ces affects avec utilisation de la panoplie des mécanismes de défense : on retrouve l'usage des formations réactionnelles, de l'isolation (que j'appelle secondaire) sous la forme de coupure de l'idée et de l'affect ou de coupure du lien causal, de déplacement, d'annulation rétroactive, d'ambivalence ; on trouve aussi des rituels qui ont vocation à exprimer un compromis en le désir et l'interdit. On est dans le registre de la compulsion[168].

**Phase 6 :** le travail psychothérapique. On passe à la phase du travail permettant le dénouement du problème ; puisque Freud a abandonné la théorie de la neurotica et adopté la théorie du fantasme, le travail va s'effectuer par association libre (et non plus par hypnose ou catharsis) et analyse du transfert ; en remontant au contexte de formation des symptômes, l'analyste en découvre le sens. Toutefois Freud et Fenichel souligneront la difficulté particulière de traitement de ce type de patient.

# POINT DE VUE CRITIQUE

## Point de vue théorique

### Les points faibles

*– Le primat du sexuel*

Pour Freud, la névrose obsessionnelle résulte d'un conflit œdipien entre un désir et un interdit. L'origine de la névrose est sexuelle. Les symptômes expriment la lutte contre les pulsions sadiques anales. Le point faible de Freud est de vouloir à tout prix garder le primat du pulsionnel sexuel. Il en

---

167 Cf. « L'homme aux rats » : « grâce à une sorte de régression…la pensée se substitue à l'action » (258).

168 On remarquera que les mêmes types de défense sont utilisés à des niveaux différents.

résulte que le pulsionnel agressif est toujours de l'œdipe régressé sous une forme sadique anale, qu'il s'agisse de la motion hostile ou de la motion libidinale. La dynamique agressive antérieure à l'œdipe ou même au sadique anal est difficilement reconnue et n'infléchit pas la théorie.

– *Le primat du conflictuel*

Le fait de toujours vouloir rapporter la névrose à un conflit intrapsychique me semble être un autre point contestable. Les termes du conflit sont en effet souvent malaisés à discerner[169].

**Les points forts**

– *L'importance des mécanismes de défense*

Le point fort est d'avoir élucidé les mécanismes de formation des symptômes contre la pulsion sadique anale, c'est-à-dire contre l'agressivité. Ce que dit Freud à ce propos est décisif et s'applique à toute forme d'agressivité. Et c'est bien là le point essentiel.

– *La dimension fantasmatique*

On doit à Freud d'avoir donné au fantasme une reconnaissance définitive. Mais l'imaginaire ne se réduit pas au fantasme œdipien qui aurait vocation à tout expliquer. Les travaux de Jung élargissent le champ de l'imaginaire[170].

**Les reprises**

Dans le modèle que je défends, je conserve plusieurs idées freudiennes :

– L'idée que le TOC est un problème pulsionnel : c'est la conséquence d'une difficile gestion de l'agressivité. Je garde l'origine pulsionnelle du TOC même si la pulsion de référence a changé. Ce n'est plus la sexualité mais l'agressivité, et je donne au mot agressivité le sens positif de pulsion de vie et non pas celui de pulsion de mort. Ce changement de contenu autorise à faire appel, pour éclairer la notion, à des théories dont le paradigme n'est plus celui de la psychanalyse classique.

---

169 Voir article « conflit » dans le *Vocabulaire* de LAPLANCHE.
170 JUNG (1987) ; DURAND (1960).

– Les mécanismes de défense utilisés sont ceux-là mêmes décrits par Freud, au premier rang desquels l'isolation qui déclenche la mentalisation.

Je ne reprends donc pas l'origine sexuelle du TOC et je considère que celui-ci ne résulte pas toujours d'un conflit et qu'il peut provenir d'autres sources. Mais il y a dans tous les cas de névrose obsessionnelle une difficulté pour le sujet à exprimer adéquatement l'agressivité. Pour moi, le cas étudié par Freud basé sur la régression sadique anale n'est qu'un cas particulier[171]. A l'époque de Freud, dans une société judéo-chrétienne puritaine, la sexualité pouvait apparaître comme l'image même de l'agressivité. La sexualité agresse ! Les représentions liées à la sexualité à l'ère postmoderne ont complètement changé[172].

– Je garde aussi une idée essentielle : la névrose résulte d'une difficulté du toucher. Cette observation judicieuse me paraît renvoyer directement à la question de la confrontation et de sa restauration.

## Point de vue pratique

Freud a rencontré un autre problème. L'expérience a montré que, si la théorie était séduisante, son efficacité clinique était limitée. Fenichel en convient, comme Freud lui-même d'ailleurs. L'interprétation des associations libres, l'analyse du transfert se sont avérées insuffisantes pour obtenir des changements significatifs dans un temps raisonnable. C'est l'application évidente de l'adage : l'ordre du changement n'est pas l'ordre de la compréhension. Il faut donc chercher des techniques d'intervention nouvelles permettant le changement. Dans la seconde partie de cet essai, je tente de combler ce vide. Les raisons de l'échec sont multiples. J'en distingue trois principales : l'égarement pansexuel, l'entretien du mentalisme par les associations libres et l'ignorance du corps.

## Point de vue historique

Certains critiques ont pointé certaines facilités que Freud s'est accordées dans l'élaboration de sa théorie et la mise au point de sa pratique. Dans *Le*

---

171 Sur les 70 cas que j'ai étudiés, 2 ou 3 cas seulement me paraissent relever de la stricte problématique régressive freudienne.

172 Le risque n'est plus le scandale moral mais plutôt l'*illimitude* [si je puis me permettre ce néologisme] du plaisir, *illimitude* qui fait courir au plaisir le risque de la vacuité.

*livre noir de la psychanalyse,* l'article cinglant de Franck J. Sulloway, s'appuyant sur l'ouvrage de P. J. Mahony *Freud and the Rat Man*[173], rappelle que « L'homme aux rats » a été présenté en 1908 au Congrès de psychanalyse de Salzbourg comme premier cas d'analyse réussie. L'auteur montre comment, d'une part, Freud construit une fiction en distordant les faits au prix d'interprétations acrobatiques proposées à son patient Ernst Lanzer et, d'autre part, comment il triche sur la durée et l'efficacité de la cure. L'auteur conclut, dans le sillage de Mahony : « Freud a mêlé des intuitions décisives à des affirmations exagérées, dont certaines étaient le produit de son désir de défendre et de promouvoir la nouvelle discipline » (100).

L'ouvrage récent de Michel Onfray *Le crépuscule d'une idole* (2010) suscite en moi réprobation car l'auteur part d'un a priori négatif systématique concernant l'élaboration de la psychanalyse. Il n'a de cesse de dénoncer des tricheries. S'il pointe des faits historiquement justes, son intention visant à nuire et discréditer, il en tire des conclusions générales malveillantes.

En revanche, en phase finale de la rédaction de cet essai, j'ai découvert avec plaisir et délectation les deux tomes de Castel sur la névrose obsessionnelle. Je préfère son approche scientifique, érudite, bienveillante, quoique sans concession. Castel présente les tâtonnements d'un Freud soucieux moins de tricher que d'élaborer une théorie cohérente et même scientifique mais contraint à certains arrangements et approximations. Pour qui pratique à la fois la clinique et la recherche, c'est une évidence qu'aucune réalité clinique ne s'ajuste parfaitement avec la modélisation que l'on cherche à effectuer. Même les mathématiciens savent à quel point leurs modèles abstraits utilisant un langage hyper-rigoureux ne coïncident jamais complètement avec la réalité.

Je ne suis pas impressionné par les critiques concernant les facilités que Freud se serait accordées : la modélisation implique toujours des simplifications et des ajustements. S'ils servent la théorie, s'ils permettent de mieux s'orienter, ils peuvent être géniaux. S'ils contribuent à ce que Berthoz

---

173 New Haven, CT, Yale University Press (1986).

nomme « la simplexité[174] », ils font œuvre utile. Ce qui est important, c'est l'efficacité concrète du modèle, ce qu'il permet d'opérer.

Ceci dit, le constat de l'inefficacité de la cure psychanalytique dans le traitement de la névrose obsessionnelle, plutôt que celui des facilités que Freud se serait accordées, reste pour moi le problème. Le modèle que propose Freud, même s'il contient de géniales trouvailles, ne me paraît pas suffisant. D'autre part, la TCC méconnaît le sens profond de la névrose.

Dans la première partie de cet essai, j'ai construit une nouvelle modélisation de la problématique des TOC. Je l'ai fait dans un esprit intégratif. N'appartenant à aucune chapelle, j'ai opéré librement. J'ai cherché à justifier mes choix théoriques et pratiques. Je propose un modèle de compréhension et d'intervention. Il appartient aux praticiens de tester ce modèle et de dire si ce modèle leur permet de mieux travailler.

---

174 BERTHOZ (2009).

# Chapitre 4

# HYPNOSE
# ET RESONANCE

Communication donnée au 5e Forum francophone
d'hypnose et de thérapies brèves, 17, 18,19 mai 2007
Créativité et interaction
Palais des Congrès, Liège (Belgique)

« Nous sommes plus liés avec l'invisible
qu'avec ce que nous voyons. »

Novalis[175]

## INTRODUCTION

Le microcosme des psychothérapeutes est traversé par deux mouvements opposés. D'un côté, les multiples courants se livrent à une guerre inamicale, parfois féroce. Chaque courant revendique sa supériorité théorique et technique sur les autres, défend avec acharnement l'intuition des pères fondateurs et la pureté de la théorie, prenant bien soin de dissimuler derrière les divergences de fond de solides enjeux de pouvoir universitaire ou financier. D'un autre côté, des francs-tireurs cherchent à articuler, ajuster, intégrer les différents courants dans une approche plurielle [176]. Des chercheurs comme Edmond Marc [177] ne manquent pas de souligner la troublante équivalence des différentes approches en termes d'efficacité et de souligner, entre autres facteurs transversaux à l'œuvre dans la thérapie, l'importance de la relation. J'appartiens à la catégorie des cliniciens qui pensent que c'est l'implication du thérapeute vis-à-vis du patient, son

---

175 Cité p. 85, in ouvrage collectif (1984), *La synchronicité, l'âme et la science.* Novalis, poète romantique et philosophe spiritualiste, a vécu en Allemagne (Saxe) de 1772 à 1801.

176 Cf. en particulier : LESOURME (2001), *Pour une psychothérapie plurielle* ; CHAMBON & MARIE-CARDINE (2003), *Les bases de la psychothérapie* ; M. PAGES (1993), *Psychothérapie et complexité.*

177 MARC (1993).

imbrication[178] dans la relation et finalement cette « troisième histoire »[179] se nouant entre les deux protagonistes qui sont les ressorts essentiels de la cure. Mais alors, si c'est la relation qui compte, il faut accepter d'en parler avec précision, ne pas se contenter d'évoquer la relation en général ; il faut, pour justifier sa primauté, décrire les processus impliqués.

Certes, tous les courants s'intéressent à la relation mais à des titres divers. La thérapie comportementale et cognitive, de façon marginale ; la Gestalt-thérapie, thérapie de l'interrelation, de façon centrale. La psychanalyse, elle, navigue entre neutralité et transfert. Quant à l'hypnothérapie éricksonienne, elle suggère que la relation est le processus thérapeutique même.

Dans cette communication, je développerai la thèse suivante : l'hypnose crée de façon privilégiée un type de relation favorable au changement ; elle y parvient en instituant un contexte propice à l'avènement de la résonance.

Un exemple pour concrétiser le propos. A deux reprises, j'oublie de noter sur mon carnet de rendez-vous la séance d'un nouveau patient qui m'a contacté par téléphone. Ce patient – qui se prénomme Jérôme – se présente une première fois à mon cabinet. Bien que je sois responsable de l'oubli, je donne la préférence à l'autre patient qui s'est présenté à la même heure et j'attribue de façon péremptoire la responsabilité de l'erreur à Jérôme. Même chose à la seconde séance : cette fois-ci, le rendez-vous est noté sur une carte de RV mais je rabroue injustement Jérôme en lui disant qu'il a mal noté. Je ne me reconnais pas : je suis en train de maltraiter et d'humilier mon nouveau patient ! J'enfreins la déontologie la plus élémentaire. Jérôme, passivement, accepte de revenir une troisième fois. Cette fois-ci, pas de problème d'horaire mais j'ai noté sur mon cahier un autre nom ! En fait, je résonne avec mon patient de la même problématique que celle dont il souffre : la maltraitance, humiliation, trahison. Inconsciemment, j'ai été instrumentalisé par sa problématique. C'est probablement dans les 20 secondes de la prise de rendez-vous téléphonique initiale que l'induction s'est produite. A cette date, je me souviens très bien de mon état d'esprit : j'étais très énervé d'avoir été malmené lors d'une discussion privée.

---

178 CHOPRA (2004).

179 DELACROIX (2006).

Je vais d'abord faire un détour par l'histoire. Je me propose de pointer les principaux essais de théorisation de la relation au cours du siècle dernier. J'ai relevé sept concepts-clefs décrivant chacun un niveau particulier de relation : l'empathie, l'accordage, le transfert et le contre-transfert, la résonance, l'hypnose et la synchronicité.

# 1. L'EMPATHIE

N'oublions jamais que Carl Rogers[180] est le père de la psychothérapie humaniste et que son ouvrage *Le développement de la personne*, dans sa lumineuse simplicité, a été un évènement majeur dans l'histoire de la clinique et de l'éducation. C'est un livre qui faut lire et relire. Que nous dit Carl Rogers ? Le changement de la personnalité du patient se produit quand, primo, le thérapeute est lui-même *congruent*, c'est-à-dire qu'il est simplement vrai et qu'il reste disponible à tous les sentiments que le patient lui inspire, quand, secundo, le thérapeute manifeste une *considération positive inconditionnelle* pour la personne de son patient, sans réserve ni jugement, et quand, tertio, il manifeste une *compréhension empathique* : c'est-à-dire quand il « devine les sentiments et les réactions personnelles éprouvées par le client à chaque instant (...), sait les percevoir de l'intérieur[181] ».

Le concept d'empathie[182] (Einfühlung), introduit dans la psychologie par le philosophe Theodor Lipps au XIX^e^ siècle, a été repris par Rogers : il lui donne une place centrale dans toute relation d'aide. Sous la plume de cet auteur, on trouve déjà les concepts fondamentaux de l'hypnothérapie éricksonienne, comme la disponibilité ou encore la fluidité.

Rogers s'interroge : pourquoi le patient se met-il à changer ? C'est parce qu'il se trouve en face de quelqu'un qui l'écoute : il devient alors capable de s'écouter et de s'accepter, d'être plus congruent avec lui-même. Rogers décrit les ressorts du changement de façon étonnante : « Ce que je [= le thérapeute] suis et ce que je sens peut parfaitement servir de base à une thérapie si je sais être ce que je suis et ce que je sens dans mes rapports avec

180 ROGERS (1968).

181 *Ibid.*, pp. 48-49.

182 Cf. BERTHOZ et PETIT (2006), pp. 241 et suiv.

lui de façon limpide[183]. » N'est-ce pas la définition même de la résonance ? Le fait que le thérapeute soit « lui-même », loin d'être un obstacle à la thérapie, devient un atout.

Le concept d'empathie a-t-il un fondement scientifique ? La théorie des neurones miroirs fournit une base physiologique au concept. Giacomo Rizzolatti avec son équipe, dans les années 1990-1996, a mis en évidence le phénomène chez les animaux puis chez les humains : il existe, selon lui, « un mécanisme non inférentiel de mise en résonance des répertoires d'action par l'observation des actions d'autrui[184] ». Des neurones encodent l'action observée chez autrui et l'encodage permet la reproduction de cette même action. Je suis « en empathie » avec quelqu'un qui agit dans la mesure où mes neurones miroirs enregistrent cette action. L'intersubjectivité pourrait trouver là un début de fondement. Notons au passage l'emploi par les auteurs du concept de « résonance ». Mais observons aussi que dans cette empathie, s'il se passe quelque chose entre des personnes, c'est toujours à travers une présence physique.

## 2. L'ACCORDAGE

Bandler & Gringer[185] ont inventé la programmation neurolinguistique ou PNL. Ils ont longuement observé les maîtres en thérapie – dont Milton Erickson – pour tenter de découvrir comment ils parvenaient à être si performants avec leurs patients. Ils ont fait l'hypothèse que la qualité de l'accordage réalisé dans la communication était le facteur d'efficacité primordial. En PNL, il existe plusieurs types d'accordage : le grand public connaît bien l'accordage par les styles sensoriels : le thérapeute repère (par calibrage) si la communication est de nature plutôt visuelle, auditive, kinesthésique, et utilise le canal et le code langagier privilégiés du patient pour communiquer avec lui. L'accordage s'effectue aussi par l'adoption de la carte cognitive du patient, c'est-à-dire sa grille représentative et interprétative et ses valeurs. La PNL fait l'hypothèse que plus le thérapeute montre de la flexibilité, adopte le mode et les schémas de la pensée du patient, plus il a de chances de faire passer son message, plus le patient sera

183 ROGERS, *op. cit.*, p. 53.

184 BERTHOZ & PETIT, *op. cit.*, p. 239.

185 BANDLER & GRINGER (1982) ; CAYROL & DE SAINT PAUL (1984).

réceptif et acceptera les expériences suggérées par le thérapeute pour la transformation de sa personne.

# 3. LE TRANSFERT ET LE CONTRE-TRANSFERT

Transfert et contre-transfert, concepts éminemment psychanalytiques, établissent un lien particulier entre patient et thérapeute.

## Le transfert

Laplanche & Pontalis[186] notent dans leur *Vocabulaire de psychanalyse* que, quand Freud a entrepris les premières cures, il a fait l'expérience du transfert à ses dépens et ce, bien avant qu'il puisse théoriser la notion. Au début, le transfert n'est pour Freud qu'un cas particulier de déplacement de l'affect et ne fait pas partie de l'essence de la relation thérapeutique. C'est avec la découverte du complexe d'Œdipe que Freud voit dans le transfert une manifestation essentielle de la névrose et qu'il en fait le nerf de la cure à travers l'analyse de la « névrose de transfert ». Le transfert désigne en psychanalyse « le processus par lequel les désirs inconscients s'actualisent sur certains objets dans le cadre d'un certain type de relation établi avec eux et éminemment dans le cadre de la relation analytique. Il s'agit là d'une répétition de prototypes infantiles vécus avec un sentiment d'actualité marqué[187] ».

C'est donc une relation très particulière qui s'établit entre le thérapeute et le patient et ce, pour trois raisons : c'est une relation liée à la situation de cure ; c'est une relation factice en quelque sorte : le patient projette sur le thérapeute des affects et des images qui ne correspondent pas à la réalité de ce qu'il est, même si le transfert s'effectue sur la base d'éléments similaires (parfois infimes) à la situation infantile ; les projections concernent les désirs, à l'exclusion d'autres processus mentaux.

On notera que si le thérapeute « subit » le transfert du patient, il cherche prioritairement à l'analyser. Paradoxalement, c'est à la fin de l'analyse de la

---

186 LAPLANCHE & PONTALIS (1968).

187 *Ibid.*, p. 492.

névrose de transfert que le patient découvre et approche la personnalité du thérapeute avec plus de réalisme et de vérité.

## Le contre-transfert[188]

C'est un concept qui a été beaucoup plus sujet à controverses. Les auteurs du *Vocabulaire* le définissent, parallèlement au transfert, comme étant « l'ensemble des réactions inconscientes de l'analyste à la personne de l'analysé et plus particulièrement au transfert de celui-ci ». On observe de larges variations quant à la délimitation du concept. Certains auteurs entendent par contre-transfert, dans une acception très large, « tout ce qui dans la personnalité de l'analyste peut intervenir dans la cure, d'autres préfèrent limiter le contre-transfert aux processus inconscients que le transfert de l'analyse induit chez l'analyste[189] ». Dans la seconde acception, le contre-transfert apparaît gênant, soit qu'il traduise chez le professionnel un manque d'analyse personnelle préalable, soit qu'il signale chez lui un besoin urgent de supervision. Dans la première acception, au contraire, le contre-transfert devient un outil pour le thérapeute pour comprendre le patient, guider ses interprétations et aider ce dernier à changer. Les auteurs concluent l'article par une phrase intéressante pour notre propos : « Une telle attitude postule que la résonance d'inconscient à inconscient constitue la seule communication authentiquement psychanalytique[190]. »

Cette remarque ouvre la question de la résonance. Le passage conceptuel s'effectue très bien avec Max Pages. Dans son livre *Psychothérapie et complexité,* l'auteur préconise que l'on passe d'un contre-transfert, défini par rapport à l'analyse comme l'ensemble des réactions inconscientes de l'analyste au transfert du patient, à une approche qui le situe par rapport au patient « comme une perception inconsciente de ce qui est communiqué à l'analyste par le patient » et, parallèlement, qu'on passe « d'une conception négative et défensive du contre-transfert qui en fait un obstacle à l'analyse, un biais inconscient devant être réduit, à une conception positive[191] ». Pages poursuit : le contre-transfert devient alors « un système dynamique complexe

---

188 *Ibid.*, p. 103.

189 *Ibid.*, p. 103.

190 *Ibid.*,p. 104. J'ajouterais, quant à moi, pas seulement psychanalytique mais psychothérapique en général.

191 *Op. cit.*, p. 297.

qui réunit deux psychismes qui se différencient moins par leur degré de normalité ou de pathologie que par leur capacité à percevoir leurs propres états intérieurs et à en découvrir le sens[192] » ; « Se trouvent réunis ainsi transfert et contre-transfert dans un système dynamique unique » et l'on accède à l'idée d'une « parenté structurale (...). Ce qui est ressenti par l'un ou par l'autre relève authentiquement de l'histoire de chacun » ; « C'est parce que les problématiques sont voisines ou complémentaires que la plus grande accessibilité présumée du thérapeute à la sienne propre l'ouvre à celle du patient ». Plus loin, Pages parle d'une « capacité de présence réciproque », d'une « co-présence ». Le terme de « résonance », terme que les auteurs du *Vocabulaire* utilisent incidemment et que Max Pages utilise quelquefois, me semble plus approprié que les termes « transfert/contre-transfert » pour désigner le processus.

# 4. LA RÉSONANCE

Le concept de résonance été introduit dans le champ clinique par le neuropsychiatre belge Mony Elkaïm[193] au cours des années 1980-90. Il en a exposé le sens dans son livre-clef *Si tu m'aimes, je t'aime pas*[194]. Ce concept n'est pas nouveau dans les sciences humaines. Il est fréquemment utilisé comme métaphore pour signifier que deux personnes « vibrent » ensemble à la même fréquence, c'est-à-dire avec la même émotion et sur un même sujet, et avec un effet d'amplification du vécu partagé. Le concept est emprunté au domaine de la physique des vibrations. Il désigne à l'origine un phénomène physique général fascinant. Il arrive qu'une structure se mette à vibrer et que la vibration s'amplifie jusqu'à atteindre un niveau très élevé. On dit alors qu'elle résonne. La résonance, c'est la réponse d'un système à des excitations vibratoires à une fréquence caractéristique, avec comme résultat une augmentation des amplitudes. La fréquence est définie comme l'intervalle entre deux vibrations et l'amplitude, comme l'intensité de la vibration[195]. Un système vibratoire possède généralement une fréquence de

192 *Ibid.*, pp. 297-298 ; cf. également B. VEGA FERNANDEZ (1990). *Le contre-transfert dans la thérapie psychocorporelle.*

193 Mony Elkaïm a été directeur de l'Institut d'études de la famille et des systèmes humains de Bruxelles à cette période.

194 ELKAÏM (1989). *Si tu m'aimes, ne m'aime pas* ; voir également du même auteur l'ouvrage collectif *La thérapie familiale en changement* (1999).

195 Cf. Internet Wikipedia, article « résonance ».

vibration dite « propre », correspondant à son mode d'oscillation libre. En présence d'une excitation extérieure, ce système entre en vibration à la fréquence imposée par l'extérieur. L'amplitude dépend de la fréquence ; elle est maximale lorsque la fréquence imposée est égale à la fréquence propre du système : on dit alors qu'il y a résonance[196]. Un système réagit d'autant plus facilement qu'on lui donne de l'énergie à une fréquence proche de sa fréquence naturelle. Les physiciens citent comme exemples : les oscillations de la balançoire, les vibrations des pas martelés en rythme sur un pont[197], le « wolftone » acoustique, les vibrations de la machine à laver, ou encore le « chant du verre en cristal que l'on frotte.

Mony Elkaïm utilise le concept au sens acoustique et de façon métaphorique : « Une corde sensible vibre en nous[198]. » Mais il en donne une définition plus élaborée à différents endroits de son livre : « La résonance se manifeste dans la situation où la même règle s'applique à la fois à la famille du patient, à la famille d'origine du thérapeute, à l'institution où le patient est reçu, au groupe de supervision, etc. » Plus loin, l'auteur poursuit : « Les résonances sont constituées d'éléments semblables, communs à différents systèmes en intersection[199] » ; « La résonance est constituée par l'intersection de différents systèmes autour d'un même élément » ; « Les résonances sont des éléments redondants reliant les univers les plus disparates[200] » ; « J'appelle "résonance" ces assemblages particuliers constitués par l'intersection de différents systèmes comportant un même élément. Différents systèmes humains semblent entrer en résonance sous l'effet d'un élément commun, tout comme des corps peuvent se mettre à vibrer sous l'effet d'une fréquence déterminée[201] ».

Plusieurs concepts font partie du champ sémantique créé par celui de résonance. Le thérapeute devient comme une « caisse de résonance »[202] pour

---

[196] Cf. Internet, lexique INRP-TECNE.

[197] Cf. l'épisode légendaire du pont de Tacoma.

[198] Mony Elkaim, *op. cit.*, p. 175.

[199] *Ibid.*, p. 154.

[200] *Ibid.*, p. 153.

[201] *Ibid.*, p. 174.

[202] « En organologie, on appelle "caisse de résonance" la partie d'un instrument qui a pour rôle de recevoir et d'amplifier la vibration produite par les cordes ou par la membrane. Cette partie creuse transmet les vibrations au volume d'air contenu dans la cavité qu'elle constitue,

la problématique du patient et il se produit une « amplification » du vécu émotionnel et sémantique. Le système thérapeutique est pris dans une amplification[203].

Un autre concept important pour l'auteur est le concept d'« autoréférence » inspiré des travaux de Varela, de Maturana et de Von Foerster[204]. Le terme signifie que les phénomènes ne sont pas strictement observés, ils n'ont pas d'existence objective indépendante de l'observateur, ils sont construits dans un contexte et leur existence n'est que relative à ce contexte. « Les résonances, écrit Mony Elkaïm, n'existent pas en tant que telles : elles surgissent dans les couplages, dans les intersections entre les constructions du réel des membres du système en jeu[205] » ; « La résonance n'est pas un fait objectif, il ne s'agit pas d'une vérité cachée que l'on devrait faire apparaître à travers un point commun à différents systèmes ; elle naît dans la construction mutuelle du réel qui s'opère entre celui qui la nomme et le contexte dans lequel il se découvre en train de la nommer [206] » ; « L'observateur ne peut être séparé de ce qui est observé[207] » ; « Une corde sensible vibre en nous. Mais pour moi, le sens et la fonction de cette corde ne doivent pas être recherchés uniquement dans mon économie personnelle : ils sont en même temps liés au système, au sein duquel je me découvre en train de vivre ce sentiment[208] » ; « Je considère que les sentiments qui naissent chez tel ou tel membre du système thérapeutique ont un sens et une fonction par rapport au système où ils émergent. Pour moi, ces sentiments indiquent les ponts spécifiques qui sont en train de se constituer entre les membres de la famille [ou du patient unique en thérapie individuelle] et le psychothérapeute : ils établissent les fonctions communes sur lesquelles la thérapie peut s'édifier[209] » ; « On voit donc dans le travail thérapeutique l'importance de cette notion de pont (...). Le changement (...), ce qui décidera du devenir d'un système [thérapeutique], sera davantage lié à la

---

afin de transformer cette dernière en sons musicalement satisfaisants » (article « résonance » de Wikipédia).

203 ELKAIM, *op. cit.*, p. 174 ; voir aussi p. 146. L'amplification du vécu obsessionnel est un exemple.

204 ELKAIM (dir.) (1999).

205 *Ibid.*, p. 153.

206 *Ibid.*, p. 153.

207 *Ibid.*, p. 159 ; voir aussi p. 166 et p. 175.

208 *Op. cit.*, p. 175.

209 *Ibid.*, p. 175.

façon dont l'intervenant se sera impliqué pour faire en sorte que divers constituants puissent s'agencer qu'au décodage d'une vérité cachée[210] ».

Autre concept important : l'« effet de seuil » : « A un moment donné, le couplage franchit un seuil à la faveur d'un élément commun. Il se passe quelque chose entre le patient et le thérapeute à partir duquel la résonance a pu commencer à exister. Quelque chose va alors s'amplifier[211]. » Il faudra ultérieurement définir ce « quelque chose ».

Je vais prendre un exemple tiré de ma pratique récente pour illustrer le propos. Depuis plusieurs séances, je suis « en panne » avec une jeune femme qui n'en finit pas de parler de choses insignifiantes sans écouter mes remarques. Brusquement, je me surprends à penser à ma compagne que je trouve très distante depuis quelque temps. Du coup, la patiente m'agace de plus en plus. Cette pensée arrive là un peu « comme un cheveu sur la soupe ». En fait, ce ressenti personnel me relie à la patiente dont le problème occulté est de subir actuellement un douloureux abandon de la part de son conjoint. Ce ressenti me permet enfin d'élucider la problématique de la patiente. Comme le disait en substance Mony Elkaïm dans une journée d'études au CECCOF de Paris, la problématique du patient instrumentalise la pensée et l'affectivité du thérapeute et même sa gestuelle. Ici, l'élément commun est le sentiment d'abandon qui résonne à quatre endroits : la patiente se sent abandonnée par son mari, le thérapeute craint l'indifférence de sa femme, le thérapeute se sent ignoré par la patiente, la patiente se sent ignoré par le thérapeute… Il suffit que je pose à brûle-pourpoint, apparemment hors propos, la question *« Est-ce qu'actuellement vous n'êtes pas en train de vivre un abandon ? »* pour que la patiente éclate en larmes ! S'est alors créée à ce moment crucial une formidable connivence entre la patiente et le thérapeute. La résonance présente un pouvoir heuristique puissant puisqu'elle permet de repérer, d'élucider la problématique de la patiente et plus encore d'ouvrir des voies vers le changement par le moyen des ponts établis.

Mony Elkaïm donne un exemple montrant comment la gestuelle du thérapeute peut être directement instrumentalisée par le patient. Il raconte comment, lors d'une thérapie familiale difficile, il « s'est pris les pieds dans

---

210 *Ibid.,* p. 159.

211 *Ibid.*, p. 154.

le tapis » [au sens propre du terme !] et comment, en acceptant l'aide de la main secourable du père, il a vécu « en acte » une solution pour ce patient enfermé dans son isolement. Le thérapeute, en pointant ce qu'il a vécu, a provoqué l'amplification émotionnelle et sémantique d'un fait anecdotique. L'exemple est intéressant à double titre : il montre comment la résonance peut provoquer une instrumentalisation dans le registre gestuel mais peut aussi faire émerger une solution thérapeutique, restée latente dans le subconscient du patient et captée par le thérapeute.

Que faire de cette résonance dont on voit bien qu'elle surgit fortuitement ? Mony Elkaïm y accorde la plus grande importance dans le domaine de la thérapie comme dans celui de la supervision : « La recherche des points de résonance peut se révéler cruciale pour le devenir du système thérapeutique[212]. »

L'auteur observe d'abord un étonnant phénomène qu'il n'explique pas vraiment. Il parle d'un effet dissipatoire de la résonance : « Tous les systèmes reliés bénéficient du changement opéré en un endroit (...), la recherche des points de résonance avec tel ou tel protagoniste dans un système particulier modifie les autres systèmes en interrelation [213] (...) ; « On s'appuie sur ce point d'intersection pour modifier les systèmes en jeu[214] ». Pour reprendre l'exemple précédent, c'est parce que le thérapeute accepte d'être aidé par son patient que ce patient accepte d'être aidé par les autres membres de la famille. Il est fréquent de remarquer que le patient dont on a parlé longuement et intensément en supervision a bénéficié, instantanément, sans pourtant être là, du travail effectué par les membres du groupe de supervision complètement absorbés par son cas[215].

Mony Elkaïm semble distinguer toutefois deux temps dans l'expérience de la résonance vécue par le thérapeute. Si le thérapeute se contente d'entrer en résonance avec la problématique du patient, il risque d'enfermer le système dans l'immobilité. On voit en effet les risques d'enfermement du système thérapeutique si thérapeute et patient vibrent ensemble dans la même agressivité. Il faut donc qu'à certains moments le thérapeute sache résister à

212 *Ibid.*, p. 176.

213 *Ibid.*, p. 154.

214 *Ibid.*, p. 154 ; voir aussi p. 182.

215 Cf. le dernier chapitre de la troisième partie.

la résonance, qu'il la freine ou l'amortisse[216], ou – nous le verrons plus loin – qu'il la travaille : « Il ne suffit pas que la construction du monde du thérapeute s'articule à celle des membres du couple car il peut alors participer à l'immobilisme de tous les membres du système thérapeutique[217]. » L'auteur suggère dans un second mouvement de se dégager de cette résonance pour permettre au patient ou au système familial de quitter l'ornière. Il s'agit de flexibiliser le patient et de l'ouvrir à la nouveauté.

Récapitulons ce que nous avons appris de la résonance en élargissant le propos. La résonance est un processus intersubjectif permettant à un patient et à un thérapeute de partager, dans le contexte d'une séance, un même vécu relationnel.

– On a donc d'abord un processus ou une expérience vibratoire. La résonance est induite par la problématique ou un élément de la problématique du patient qui fait vibrer le thérapeute dans un vécu similaire mais qui lui est propre. Le principe de similitude est au cœur de la résonance. Elle met en vibration quatre vécus : celui du patient avec son contexte de vie actuel, celui du patient dans son rapport au thérapeute, celui du thérapeute dans son rapport au patient, celui du thérapeute avec son contexte de vie. De ces quatre contextes subjectivement reliés, émergent des similarités, sorte de dénominateur commun conjoncturel. C'est comme si un fil rouge les traversait tout à coup, qu'une « tête chercheuse » mettait du lien entre des éléments de vécu similaires.

Un couplage s'établit donc entre le thérapeute et le patient (ou le système patient, famille ou couple). Il s'établit à la faveur d'un micro-évènement, d'une remarque apparemment anodine qui fait franchir un seuil au système thérapeutique. Une vibration émotionnelle se déclenche autour d'un élément de similarité, autour d'un vécu commun apparaissant en simultané ou en différé. Le vécu commun semble apporter la fréquence propre provoquant la vibration. Une amplification émotionnelle et cognitive (qui va être accentuée ou freinée) par le thérapeute se déclenche. On peut considérer que c'est la problématique du patient qui fournit l'induction, induction qui va capter chez le thérapeute des éléments problématiques similaires.

---

216 Le concept relève du domaine de la physique.

217 *Ibid.*, p. 144.

– Qu'est-ce qui vibre ? Quel est le contenu vibratoire ? Premièrement, des éléments problématiques (partagés par le patient et le thérapeute), prenant la forme de pensées, d'images, de sensations, de mouvements ou de postures, ou de désirs ou d'émotions, de relations, de symptômes... Combien de fois ai-je eu mal au ventre avant que le patient me dise qu'il avait lui-même mal au ventre ! Certes, ce n'est pas la problématique dans son ensemble qui s'exprime mais des bribes ou des fragments contigus, tels des vestiges dont il faut reconstituer le puzzle, des indices, des signes ou des symboles qui sont de précieux pourvoyeurs de sens. On assiste à une expression tantôt directe, tantôt indirecte. Une part de la problématique s'exprime, tandis qu'une autre part reste latente. La résonance opère donc dans des registres subjectifs très variés : on peut parler de résonance émotionnelle, cognitive, pulsionnelle, psychomotrice, corporelle, relationnelle en fonction de l'élément de similarité entrant en vibration. Deuxièmement, on a aussi des éléments de solution qui sont soit des ressources implicites transmises par le patient au thérapeute à son insu en provenance de son subconscient, soit des ressources imaginées par le thérapeute dans le même temps où il vibre du problème.

D'une certaine façon, la problématique comme les ressources du patient instrumentalisent le thérapeute. La question se pose de savoir s'il est au pouvoir du thérapeute de parvenir à créer un champ, un contexte favorable à cette instrumentalisation qui, bien gérée, pourrait résolument devenir le fer de lance de la thérapie.

– Précisément, en quoi va consister le travail du thérapeute ? Je distingue quatre temps :

*a)* Le thérapeute doit d'abord effectuer un travail de repérage de la résonance. Bien des phénomènes de résonance passent inaperçus. Des évènements mentaux ou comportementaux au premier abord anodins relèvent en fait de la résonance. Il est important de repérer s'ils sont réellement insignifiants ou s'ils traduisent un couplage avec le patient, ce qui implique qu'ils sont rapportés par autoréférence à la situation thérapeutique. Un exemple personnel illustrera le propos. Récemment, j'ai été tenté d'écourter de façon expéditive une séance difficile : en fait, j'ai eu la lucidité de m'apercevoir à temps que j'étais en train de faire subir à une patiente un remake de l'avortement qu'elle avait vécu dramatiquement il y a cinq ans et qui était le motif inavoué de sa thérapie. On a là le second critère de la résonance, qui est l'émergence d'un sens relatif au contexte.

*b)* Le second travail pour le thérapeute qui a repéré l'entrée en résonance est de l'accepter et de l'assumer pleinement, sans dérobade ni réticence.

*c)* En troisième lieu, il s'agit pour lui d'expliciter la résonance. Souvent la révélation déclenche une immense décharge émotionnelle, une forte libération d'énergie, confirmation typique qu'on a affaire à une résonance.

*d)* Enfin, il s'agit pour lui soit de l'amplifier au maximum soit de l'amortir (pour reprendre une expression de la physique vibratoire) selon la direction thérapeutique choisie.

On remarquera que chaque séance est susceptible d'apporter une contribution à l'explicitation et à l'élaboration de la problématique du sujet. En fonction de l'autoréférence, les contenus vibratoires sont susceptibles de varier et d'évoluer. Quand on relit les notes de séances prises dans le passé, on réalise à quel point la construction autoréférentielle du moment était particulière, conjoncturelle et pourtant décisive au moment. En quelque sorte, peu importent les ponts, ce qui compte, c'est le transit.

# 5. RESONANCE, TRANSFERT/ CONTRE-TRANSFERT

Nous pouvons préciser désormais les rapports entre résonance et transfert/contre-transfert.

## Le rapport au réel

Dans le cas du transfert, le patient projette sur le thérapeute une image qui n'a rien à voir avec la réalité de sa personne. Le vécu que le patient attribue au thérapeute (c'est un « père castrateur », c'est une « mère incestueuse »…), le thérapeute ne le vit pas et cela doublement : ce n'est pas le thérapeute que le sujet voit mais une figure parentale ; ce n'est pas le présent qui est vécu mais c'est un passé qui est revécu et qui contamine le présent. Ainsi le patient rate-t-il doublement le thérapeute.

Dans la résonance, en revanche, patient et thérapeute partagent un vécu similaire. Ils communiquent à travers ce vécu commun. Côté patient, la relation du patient au thérapeute se trouve en lien de similarité avec la relation qu'il établit ou a établi avec ses contextes de vie actuels (couple, famille, entreprise), récents, anciens, et éventuellement – comme un cas très particulier – infantiles. Côté thérapeute, la relation qu'il établit avec son patient est en lien avec ses contextes de vie actuels ou passés, avec, comme cas particulier, le contexte infantile. On a donc – comme je l'ai montré – quatre vécus qui interfèrent et se mettent à résonner : les deux vécus de l'interrelation, le vécu du patient avec ses contextes de vie, le vécu du thérapeute avec ses contextes de vie. Dans la résonance thérapeutique, patient et thérapeute partagent le même vécu mais fondé sur des expériences de vie différentes. Patient et thérapeute peuvent se sentir authentiquement abandonnés mais pour des raisons différentes qui tiennent à leur vécu propre. Ce qui naît dans la relation est autoréférencé, complètement relatif à ce contexte.

## La relation entre transfert et contre-transfert

Le plus souvent, transfert et contre-transfert entretiennent un rapport de différence. L'un hait l'autre, l'autre admire l'un… Mais ils peuvent être dans un rapport de complémentarité : l'un domine l'autre, l'autre se soumet à l'un… Enfin, ils peuvent être semblables, et cela de deux manières. Parfois par le contenu : l'un jalouse l'autre, l'autre jalouse l'un… mais toujours par le registre qui – quel que soit le contenu – est immanquablement infantile.

On ne peut pas parler de résonance quand le rapport est un rapport de différence ou de complémentarité. C'est uniquement quand transfert et contre-transfert sont similaires par le contenu ou le registre qu'on peut les assimiler à de la résonance.

Si on prend le transfert et le contre-transfert dans le sens strict psychanalytique comme étant l'émergence d'un vécu infantile (voir ci-avant), on peut considérer qu'ils ne sont qu'un cas particulier d'une résonance beaucoup plus vaste qui peut concerner le présent et le passé et de multiples processus autres que le désir ou la crainte projetés.

Comme le dit Mony Elkaïm, la résonance crée des assemblages d'éléments plus ou moins hétéroclites : « A partir de ce moment, le transfert comme le contre-transfert n'apparaissent plus que comme les éléments apparents d'un iceberg beaucoup plus important : la résonance[218]. »

---

218 ELKAIM (1999), p. 80.

## Les modalités de la communication

Une question se pose. Comment s'effectue précisément la communication entre patient et thérapeute ? Selon quels mécanismes et par quels canaux le patient parvient-il à transmettre sa problématique au thérapeute ?

– Un premier processus bien connu est la projection-généralisation, qu'on peut aussi appeler attribution. Il est naturel que le patient projette ses affects sur la personne du thérapeute, personnage neutre mais fortement investi, et qu'il sélectionne ce qui est le plus essentiel dans sa subjectivité pour l'attribuer au thérapeute. Dès lors, on peut penser que plus le thérapeute se montre souple et réceptif, plus il va résonner de la même problématique dont son patient résonne mais à partir de son vécu propre, s'offrant à lui comme une docile caisse de résonance. Entrant dans le champ problématique du patient, il vibre de la même musique, comme une corde de cithare vibre de la même musique que la corde contiguë.

– Comment opère cette transmission ? On peut invoquer la lecture subconsciente d'indices minimaux, positifs ou négatifs (posture du corps, intonation, sourire, évitement, silence, rictus...), que la PNL a bien repérés et qui vont jouer le rôle d'inducteurs. On a déjà parlé des cellules miroirs qui favorisent l'empathie[219]. On peut mettre aussi ces remarques en lien avec le travail d'Anne Ancelin-Schutzenberger[220]. Prenons un exemple : le patient oublie de regarder le thérapeute en lui disant bonjour et ce geste, pourtant anodin, dans le contexte va devenir important et prendre une intensité vibratoire. Inversement, le patient peut capter une préoccupation de son thérapeute, préoccupation qui va lui servir d'induction pour exprimer son malaise. Tout se passe comme si, transversalement, un fil sémantique et émotionnel s'emparait d'éléments communs pour signifier la problématique du patient.

Pour qu'un pareil processus se produise, et c'est là une thèse essentielle de mon exposé, il faut que le thérapeute soit aussi souple et disponible que possible, souple dans ses pensées, son imaginaire, ses affects, ses théories, son corps afin qu'il puisse vibrer à la même fréquence à laquelle vibre le patient. Le psychanalyste vibre le plus souvent au niveau du désir ou du

219 BERTHOZ & PETIT (2006).

220 ANCELIN-SCHUTZENBERGER (1993).

fantasme ; le thérapeute comportemental, du comportement ; le systémicien, de la règle ; le guérisseur, du corps. A chacun son niveau vibratoire, à chacun son instrument.

On comprend pourquoi il est si important que le thérapeute accepte de se trouver dans l'implication et l'imbrication ; qu'il ait une expérience de vie riche et diversifiée, possède une culture et sociale et humaniste aussi large que possible, une vision plurielle et complexe de la personnalité humaine et des systèmes ; qu'il reste toujours au seuil de la créativité et des possibles. Tout cela afin d'offrir au patient une puissante caisse de résonance pour sa problématique. Le thérapeute va d'autant plus vibrer qu'il dispose d'un large répertoire d'expériences de vie, de savoirs, de savoir-faire, de savoir-être, de savoirs non pas plaqués mais vivants, mobiles et mobilisables[221].

La thérapie peut apparaître comme un grand jeu librement consenti par deux partenaires, un jeu rendant possible que des ponts se jettent, que des « points de capiton »[222] se cousent entre l'expérience de deux personnalités. Dès lors, l'orientation de la psychothérapie change. Il ne s'agit plus de comprendre ni programmer le changement mais de créer un contexte favorable pour que des processus vibratoires émergent à partir d'une communauté de vécu. Le « bon thérapeute » serait alors celui qui possède ces qualités… par-delà ses compétences théoriques et ses affiliations… Il me paraît alors légitime de se demander quelle est la thérapie la plus propice à ce dessein. Ma réponse est claire : l'hypnothérapie.

# 6. L'HYPNOSE

L'hypnose est un concept utilisé pour désigner trois réalités différentes : un état de conscience que l'on dit « modifiée » ; une technique d'induction, d'installation et d'approfondissement de cet état ; et, enfin, la relation d'intersubjectivité qui s'établit entre un patient et un thérapeute (on parle de relation hypnotique).

L'hypnose est un état de conscience dite « modifiée ». On distingue classiquement cinq états ou niveaux de conscience :

221 C'est l'attitude souple et ouverte que je conseille aux thérapeutes prenant en charge un obsessionnel.

222 Le terme est de Lacan.

La forme 1 : c'est l'état de *sommeil profond*, caractérisé par l'absence de pensée et d'image mais simplement la présence de sensations extrêmement rudimentaires reliant la personne au monde. Cet état permet la récupération de l'organisme, sa régénérescence et le déploiement de la programmation génétique.

La forme 2 : c'est l'état de rêve ou de *sommeil paradoxal*, caractérisé par l'importance de l'activité imaginative avec une très faible perception du monde externe. Le rêve permet la reprise et l'assimilation des évènements de la vie diurne récente ou passée.

La forme 3 : c'est l'*état de veille*, caractérisé par une importante activité perceptive à laquelle se superpose une activité imaginative, cognitive et émotionnelle. C'est l'état de conscience qui nous permet d'être relié au monde, de s'y adapter et de le gérer pratiquement, bref, comme le dit Henri Laborit[223], d'agir.

La forme 4 : c'est l'*état hypnotique* que François Roustang appelle aussi veille paradoxale[224], caractérisé par une déconnexion sensorielle externe à l'exception du lien (très particulier) avec le thérapeute, par une ouverture à l'activité imaginaire, à la sensibilité interne, à la sensorialité primitive[225]. C'est un état obtenu par l'hypnose éricksonienne, par la relaxation, par la sophrologie, en principe en situation relationnelle mais non exclusivement. Cet état est propice à une reconfiguration de la personne. L'hypnose en tant qu'expérience clinique a des caractéristiques très utiles à la thérapie : le développement de la suggestibilité, l'accroissement de la fluidité mentale, la dé- et reprogrammation neurolinguistique, la créativité… C'est grâce à ces propriétés que des changements thérapeutiques vont pouvoir se produire.

Avec la forme 5, on entre dans le domaine de la *conscience spirituelle*. Au-delà des états précédents, il existe d'autres états de conscience, mal reconnus, mal identifiés, qui ne doivent pas rester la chasse gardée des religions mais qui ont vocation à être étudiés par la psychologie. L'expérience spirituelle peut être définie comme l'ouverture de la conscience à un monde supposé existant mais que ni les sens ni la raison ne parviennent à appréhender directement. Cet état réalise une ouverture à un

---

223 LABORIT (1981).

224 ROUSTANG (2003), chap. 1.

225 ROUSTANG (2000 ; 2003).

infra- ou ultra-monde, d'accès difficile mais naturel. On l'obtient dans la méditation, la contemplation, l'adoration, la prière, l'ascèse… autant de pratiques que les religions ont cultivées ou promues en les arrimant à des croyances et les encadrant par des rituels particuliers. Autant il me paraît justifié de tenter de s'ouvrir à ce que nous ne voyons pas – le bon sens nous enseigne que le monde ne peut se réduire à ce que nous voyons ou conceptualisons ! – par l'étude scientifique, la philosophie, l'art, la passion, l'expérience psychologique, autant il me paraît dangereux de se laisser embrigader par des églises ou par des sectes qui pervertissent une expérience fondamentale légitime, s'appuient sur elle pour développer de douteux fonds de commerce et ériger des citadelles d'oppression. J'insiste sur le fait que l'ouverture spirituelle peut être obtenue par des voies diverses, qui donnent à voir l'invisible, à entendre l'inouï, à toucher l'intact… Ainsi donc, au-delà de la conscience hypnotique, s'ouvrent les différents stades que Satprem, commentant Sri Aurobindo, a énumérés dans *L'aventure de la conscience* et que reprend également Chopra dans *Le livre des coïncidences* et *Le corps quantique*. On remarquera donc que l'expérience hypnotique est en position intermédiaire entre la conscience d'éveil et la conscience spirituelle.

## Hypnose et résonance

Dans la phase d'induction, l'hypnothérapeute cherche à calquer sa respiration sur celle du patient. Il cherche à créer un rythme respiratoire commun. C'est le pacing. Il adopte souvent une posture en symétrie. Ensuite, il utilise les canaux sensoriels privilégiés du patient, il utilise son vocabulaire, il se glisse dans ses représentations cognitives : c'est ce que préconise la PNL pour favoriser l'accordage. Enfin, il invente des histoires, des allégories, des métaphores en similitude avec la problématique du patient. En même temps, l'hypnothérapeute, disponible et ouvert, se plaçant souvent lui-même dans un état hypnoïde, cherche à décrocher le patient des perceptions sensibles, à créer chez lui une confusion intellectuelle, à favoriser un flou mental propice à l'émergence de quelque chose d'essentiel ou de nouveau.

Tout le dispositif vise à créer entre thérapeute et patient un rythme commun, une mise en phase hautement favorable à l'advenue d'une résonance. Cette mise en phase est une amorce pour autre chose. L'essentiel dans l'hypnose ne serait ni la suggestion, ni la régression à un état de sensorialité primitive, ni l'état de conscience modifiée, ou plutôt c'est tout cela en tant que conditions favorables à l'émergence d'un vécu commun que je propose d'appeler la « résonance hypnotique ». La résonance hypnotique est l'expérience vibratoire d'un vécu similaire éprouvé par le patient et le thérapeute dans un état d'hypnose partagé. Toute la question pour le couple thérapeutique est, dès lors, de parvenir, après le franchissement d'un seuil, à trouver la bonne fréquence vibratoire.

L'hypnose n'a pas le monopole de la résonance, car les autres thérapies connaissent aussi des moments très forts de connivence. Mais elle réunit des conditions optimales pour que la résonance surgisse. L'hypnothérapeute va droit à l'essentiel, perd moins de temps, ne s'enferme pas dans des bastions, reste ouvert à tout, se laisse guider par l'intuition, improvise des allégories, file des métaphores, suit son instinct qui le mène vers des points de résonance. Il est important que le thérapeute se laisse guider par son inconscient profond, telle une tête chercheuse, à la recherche des mots, des intonations, des symboliques, des métaphores, tous inducteurs de résonance. La pratique de l'hypnose partagée offre une garantie maximale pour que des points de résonance apparaissent et que s'éprouvent, comme nous l'avons vu, un vécu problématique (des symptômes) et un vécu thérapeutique (des solutions). Dès l'instant où un pont, un point de capiton est créé, il se produit un échange ou plutôt une expérience primordiale qui dépasse ce que l'on peut en dire[226].

Pour l'heure, on peut toutefois ouvrir quelques pistes :

– Le patient réalise que le thérapeute vit la même chose que lui : ce constat dédramatise ses problèmes. Le thérapeute vit ce que son patient vit : il ressent sûreté personnelle et assurance diagnostique[227].

– Le thérapeute, parce qu'il vit le problème de son patient à son niveau personnel, peut d'autant plus facilement rompre le charme vibratoire. Il ferme une voie et en suggère une autre. Il sort de la prise de tête partagée avec l'obsessionnel, il refuse l'excitation partagée avec l'hystérique, il évite l'évitement partagé avec le phobique. Il induit de la fluidité et de la sensorialité chez l'obsessionnel rigide.

---

226 Ce que je décris là est l'installation de la bulle hypnotique permettant l'activation de la force symbolique. Voir le dernier chapitre où se trouvera parachevé ce que j'intuitionne imparfaitement.

227 D'où l'importance d'une formation plurielle chez le thérapeute.

– Si le segment de vibration commune révèle des ressources ou des solutions, le thérapeute pointe le détail, surligne l'indice, amplifie résolument le positif. Il peut s'autoriser à dire à un patient hésitant : « De même que je pousse vigoureusement ce tabouret, de même vous pouvez rejeter vos collègues qui vous font mal et font obstacle à votre vie. » Les mots font mouche et portent loin. A quel signe reconnaît-on que l'on est dans un élément vibratoire ? C'est souvent après coup que thérapeute et patient sentent qu'ils ont fait ensemble « une bonne séance ». Il faut du temps pour que les éléments de similarité entrent en vibration. Cela peut s'éprouver toutefois sur le moment, quand il y a survenue chez le patient ou chez le thérapeute d'un segment qui fait sens et crée de l'émotion. Ça parle immédiatement à l'un et à l'autre, à moins que ça ne vibre d'abord d'un côté sans que l'autre se rende compte que ça va bientôt vibrer pour lui.

– A partir de là, il devient très agréable de faire de l'hypnose en attendant que la résonance advienne. C'est un jeu de communication étonnant, passionnant. Il ne s'agit plus de chercher à comprendre, ni à programmer le changement, ce qui est fatigant, voir épuisant, mais de laisser la compréhension advenir et le changement se faire à travers l'expérience primordiale de la résonance. Bien sûr, au cours d'une journée ordinaire, l'hypnothérapeute n'est pas toujours en train de faire de l'hypnose, et au cours d'une séance singulière il y a des moments sans hypnose. Il est intéressant de noter que tous les temps sans hypnose profitent de l'état d'esprit hypnotique. Il en résulte sérénité et apaisement et même l'émergence de résonance… hors hypnose.

# 7. VERS LA SYNCHRONICITE

Un problème se pose. Il n'est pas très facile de savoir ce qui se passe exactement dans la connexion résonante entre patient et thérapeute. On sait qu'il y a un contenu commun qui vibre, mais la rencontre des consciences demeure quelque chose de mystérieux.

Tout se complique quand on observe d'étranges phénomènes hypnotiques. Jusqu'ici, mon propos est demeuré bien ancré dans une psychologie clinique scientifique, basée sur l'observation et l'expérimentation (la résonance est un fait clinique avéré). Je prends le risque maintenant de m'aventurer sur des sentiers plus risqués, moins balisés.

La plupart des auteurs admettent que l'hypnose est capable de produire deux sortes de phénomènes : des remaniements psychiques et des modifications psychosomatiques par un effet de transduction[228]. Mais certains auteurs[229] pensent que l'hypnose permet aussi la survenue de phénomènes paranormaux. On entre dans un domaine qui paraît échapper à la logique scientifique[230].

Je voudrais citer quatre exemples de phénomènes étranges que j'ai personnellement vécus :

> Jean-Baptiste, jeune homme de 30 ans, suivi pour des problèmes alimentaires depuis un an : je me surprends à faire une induction hypnotique avec un xylophone, ce que je ne fais qu'exceptionnellement avec les adultes ; or il me dit, dans cette même séance, qu'il vient de se remettre à jouer du piano. Je suis moi-même en train d'envisager de reprendre des leçons de piano ; la séance se poursuit dans une sorte de jubilation partagée, dégageant une forte énergie.
>
> Marie-Claire, femme de 50 ans : à la première séance, je formule une consigne que je ne donne jamais : « Asseyez vous sous l'horloge » ; or la question du rapport au temps va être primordiale au cours de la séance ; elle m'explique qu'elle est restée figée dans le souvenir d'un trauma passé. C'est comme si j'avais indiqué gestuellement à la patiente la solution : « Il est temps de vous remettre dans le temps… »
>
> Jonathan, jeune homme de 26 ans, qui souffre de TOC : je refuse de répondre à trois appels téléphoniques que je prends pour des gags en provenance d'une copine facétieuse, comme si je refusais de prendre au sérieux sa démarche avant qu'il ne me la formule ; or il apparaîtra, lorsque la méprise sera levée, que ce jeune homme a souffert d'avoir été méprisé et écarté par ses parents…

---

228 ROSSI (1994).

229 Ces questions ont été abordées lors du récent colloque international francophone qui s'est tenu à Paris les 10 et 11 novembre 2006, sur le thème « Hypnose et pensée magique ».

230 On touche à des phénomènes qui ne sont pas reproductibles à la demande et – si ces phénomènes existent – on ne dispose pas d'une épistémologie susceptible d'en rendre compte. Sans doute faudrait-il passer d'une épistémologie servant à valider un savoir sur le réel à une épistémologie précisant les conditions de création du réel par la conscience. On entre dans le champ de réflexion ouvert par la mécanique quantique.

> Emmanuel, homme de 40 ans, qui fait un travail sur son impulsivité : je ressens de l'inattention pour lui juste avant qu'il me dise que son père ne l'écoute jamais.

Dans tous ces cas, je suis instrumentalisé par la problématique de mes patients et/ou par les éléments de solution qu'ils détiennent. Tout se passe comme si une information me parvenait par-delà l'espace-temps. Bien sûr, il faut être prudent : on peut toujours invoquer l'hypothèse d'une information produite par des indices qui m'auraient échappé ou d'un effet de prédiction réalisante qui ferait que j'inciterais inconsciemment le patient à me dire ou à faire quelque chose qui a de l'importance pour moi. Mais je souhaite rapporter un exemple qui m'a beaucoup marqué, où l'objection ne tient pas. Il s'agit d'une anticipation étonnante :

> Clotilde, une femme maladive de 45 ans, que je vois en parallèle avec son mari pour problèmes de couple : tandis qu'elle attend dans la salle d'attente, je me surprends à préparer sa séance, *placé à genoux* devant le guéridon qui borde mon fauteuil. Rituellement, je prépare les séances assis à mon bureau ; or, dans les minutes qui suivent son arrivée, elle me raconte un rêve qui l'a frappée, dans lequel elle monte un escalier *à genoux* pour signifier une situation d'humiliation ; il se trouve que ce thème de l'humiliation fait alors partie de mes préoccupations à un niveau personnel. Il s'en est suivi un intense échange sur le thème de l'humiliation.
>
> Pour finir, je pense aussi à un étonnant jeune homme psychotique que je voyais en institution et qui, très régulièrement, en me parlant de son vécu quotidien, me renvoyait en même temps à mes préoccupations immédiates, comme s'il lisait à ciel ouvert dans mes pensées, allant jusqu'à prononcer des phrases appartenant à mon discours intérieur.

Lorsque ce genre de phénomène se produit, un sentiment d'étrangeté et de mystère envahit la personne qui le vit. Je pense qu'on est dans le domaine de la synchronicité bien étudiée par Carl Jung et Wolfgang Pauli[231] ou dans

---

[231] Sur la question de la synchronicité, on pourra consulter les ouvrages et articles suivants de JUNG :
– JUNG (1981 et 1982), *Synchronicité et paraselsica* ;
– JUNG (1952), « La synchronicité comme un principe de lien acausal », in *Interprétation de la nature et psyché* ;
– JUNG (2000), *Correspondance Pauli-Jung* ;
– JUNG (1951), *De la synchronicité.*
Je recommande vivement quatre livres essentiels sur la question :

celui de la sérialité étudiée par Kammerer[232], la synchronicité et la sérialité étant, selon mon hypothèse, des formes avancées, plus abouties, de la résonance.

## Qu'est-ce que la synchronicité ?

Jung appelle *synchronicité* « la survenue fortuite et concomitante de deux évènements sans lien de cause à effet, cette coïncidence prenant un sens pour la personne qui en est le sujet ou le témoin[233] ». Si la coïncidence n'apparaît pas à l'esprit significative, il y a simplement synchronie[234]. « Le phénomène de synchronicité se compose de deux éléments : 1. Une image inconsciente vient à la conscience de manière directe (littérale) ou indirecte (symbolique) par la voie du rêve, de l'inspiration soudaine ou du pressentiment ; 2. Avec ce contenu psychique, vient coïncider un fait objectif. Il semble que l'on soit en présence d'un savoir préexistant inexplicable par la causalité, concernant des faits qui ne peuvent pas encore être sus par la conscience[235]. »

Jung postule l'existence de formes, matrices, orientant ou reliant l'univers qu'il appelle archétypes. Un archétype est une « structure vide faisant office de matrice virtuelle à l'origine d'un certain nombre d'images, d'idées, de comportements, d'émotions[236] ». C'est un organisateur du monde matériel et immatériel. Le monde est structuré par des archétypes qui relient à travers l'âme les réalités psychologiques et les réalités matérielles. C'est le pouvoir de trangressivité de l'archétype : ce concept utilisé par Cazenave signifie qu'un lien direct, acausal, s'opère entre le psychisme et la matière[237].

---

– REEVES et al. (ouvrage collectif) (1984), *La synchronicité, l'âme et la science, existe-t-il un ordre non causal ?*
– PEAT (1988), *Synchronicité, le pont entre l'esprit et la matière* (B. Murray, trad.), Le Mail (œuvre originale publiée en 1987) ;
– ZARADER (2005), *Le vocabulaire de Gustave Jung* ;
– ROJO SIERRA (1990), *Introduction à la lecture de C. G. Jung.*
Sur la question de la sérialité, on pourra consulter :
– KAMMERER (1919), *Das Gesetz der Serie* ;
– KOESTLER (1972), *Les racines du hasard.*

232 KOESTLER et al. (1972), pp. 105 et suiv.

233 ZARADER (2005), *op. cit.*, p. 87.

234 JUNG (1952), *op. cit.*

235 JUNG (1981 et 1982), cité par ZARADER, p. 49.

236 ZARADER, *op. cit.*, p. 17.

237 JUNG, *Synchronicity*, cité par REEVES et al. (1984), p. 27.

## Qu'est-ce que la sérialité ?

Paul Kammerer définit la *sérialité* comme « la récurrence régulière de faits ou d'évènements identiques ou semblables, récurrence ou assemblage dans le temps ou dans l'espace, telle que les membres individuels de la séquence – autant que l'analyse sérieuse permet d'en juger – ne soient pas reliés par la même cause active[238] ». Il a tenu le journal des coïncidences de 20 à 44 ans qui a inspiré l'écriture en 1919 de son ouvrage-clef *Das Gesetz der Serie.*

Les défenseurs de la synchronicité et de la sérialité postulent la possibilité que des évènements échappent aux catégories de l'espace euclidien, au temps newtonien et à la causalité classique. Ces concepts impliquent que, quelque part, les évènements qui apparaissent séparés dans l'espace, successifs et sans lien soient à un niveau de profondeur quelque part reliés ou corrélés « par une forme de lien transversal de l'ordre du sens[239] » ; « Tout se passe comme s'il y avait des structures préétablies dans le temps, comme il y en a dans l'espace[240] ». On notera bien que les correspondances n'existent que pour une conscience qui les perçoit.

## Point de vue critique

Ces phénomènes, qui mettraient en lien toutes sortes d'évènements psychiques et physiques, sans lien de causalité classique, seulement reliés par du sens, existent-ils vraiment ? De quelles théories explicatives disposons-nous rendant possibles ou plausibles ces phénomènes ? On dispose à ce jour :

### 1. De théories philosophiques

Platon et son monde des Idées (Eidé)[241] ; Leibniz et sa théorie des monades et de l'harmonie préétablie[242] ; Spinoza et sa théorie de la Substance aux

238 KAMMERER (1919), cité par KOESTLER, *op. cit.*, pp. 108-109.

239 JUNG (1981 et 1982), cité par ZARADER, p. 88.

240 ROJO SIERRA, *op. cit.*, p. 145.

241 PLATON (1950), *La République.*

242 LEIBNIZ (1968), *La monadologie,* Paris.

attributs multiples[243] ; Hegel et sa théorie du Savoir Absolu[244]. Mais il s'agit de théories non falsifiables au sens où l'entend Popper[245]...

### 2. De traditions religieuses ou mystiques

Elles postulent l'existence d'un monde invisible, l'état d'un monde avant que l'esprit et la matière ne soient séparés. Les traditions mystiques suggèrent que nous sommes tous les membres du même corps ; lorsqu'une partie du corps bouge, toutes les autres parties de ce corps sont instantanément affectées. Il faut aussi mentionner des traditions plus sécularisées qui postulent l'existence d'un pouvoir magique : l'Alchimie, avec en particulier Gherald Dorn et sa théorie de l'*Unus mundi*, la Kabbale. Mais nous sommes là dans le domaine de la croyance.

### 3. De théories scientifiques modernes

– *Les théories biologiques :* la théorie du cerveau de Karl Pribram[246] selon laquelle l'information se développe dans le cerveau par un processus analogue à l'holographie relevant du processus de Fourier. « Le cerveau de l'observateur est doté des capacités de transformations qui permettent d'établir un ordre non local aussi bien qu'un ordre spatio-temporel d'évènements[247]. »

– *Les théories physiques :* la théorie quantique et la fameuse hypothèse du paradoxe Einstein-Podolski-Rosen (EPR) émise de façon provocante et pourtant récemment vérifiée : deux particules ayant une expérience commune et dont les propriétés dépendent de l'acte d'observation restent reliées par-delà l'espace et le temps, ce qui postule une sorte de savoir cosmique premier[248]. Jung s'est appuyé sur la théorie quantique pour invoquer la plausibilité de sa théorie de l'archétype[249].

---

243 SPINOZA (1954), *L'éthique.*

244 HEGEL, *La phénoménologie de l'esprit.*

245 POPPER (1973), *La logique de la découverte scientifique.*

246 Cf. REEVES et al., *op. cit.*, p. 111.

247 *Ibid.*, p. 118.

248 *Ibid.*, p. 61.

249 Cf. JUNG (2000), *Correspondance Jung-Pauli.*

– *Les théories mathématiques :* la théorie géométrique des fractales de Mandelbrot qui relie des phénomènes de niveaux différents[250] fournit un autre modèle possible pour la synchronicité.

– *De nombreuses théories psychologiques,* plus ou moins appuyées sur les découvertes scientifiques, postulant l'existence d'un inconscient groupal, ont fleuri au XX^e^ siècle. Je citerai particulièrement Moreno[251]et sa théorie du « télé » et Sheldrake[252] et sa théorie des « champs morphiques »[253].

## Résonance et synchronicité

Revenons au cœur de notre sujet : comment relier résonance et synchronicité ? Une première façon de procéder consiste à séparer nettement résonance et synchronicité, en invoquant le fait que les phénomènes de résonance se produisent en présence et sur la base d'une communication souvent cachée mais réductible à une observation fine.

Je suis toutefois frappé par les propres interrogations de Mony Elkaïm : celui-ci remarque des remaniements dans des systèmes qui ne sont pas en présence. En effet, comment expliquer ce fait fréquent : suite à un travail effectué sur lui-même en supervision, le thérapeute retrouve à la séance suivante le patient dont il a parlé radicalement changé, alors qu'il n'était pas en présence ? Il y a également un point obscur dans la résonance. Entre les quatre systèmes invoqués, les points de similarité sont nombreux. Pourquoi la résonance s'établit-elle sur un point plutôt que sur un autre ? Enfin, il peut

---

250 Dans des congrès, j'ai entendu à plusieurs reprises l'idée intéressante que l'hypnose portant sur une configuration locale permettait un impact sur la même configuration mais à d'autres niveaux…

251 MORENO (1987), *Psychothérapie de groupe et psychodrame* ; on pourra se rapporter également à ANCELIN-SCHUTZENBERGER (1993), *Aïe mes aïeux*, chapitre « De l'inconscient au génosociogramme » (pp. 13 et suiv.), et à l'intéressante revue de questions en annexe (p. 195).

252 SHELDRAKE (1988). *La mémoire de l'univers.*

253 Avec eux ou avant eux, Jung avait postulé l'existence d'un inconscient collectif dont le contenu est constitué par les archétypes reliés aux instincts ; il considère que les évènements synchroniques signifient que des archétypes constellent. Cela se produit en particulier dans les moments de crise, ce qui est typiquement le cas de la situation psychothérapique. Jung qualifie de *numineuse* l'expérience étrange qui en résulte.

y avoir des points communs clairement exprimés entre le thérapeute et le patient sans que « ça vibre » pour autant[254].

Faudrait-il dire que le phénomène de résonance se produit lorsque patient et thérapeute, sur la base d'une similarité de vécu, vibrent sur une même fréquence qui est celle de l'archétype ? Je suis tenté par l'hypothèse. La proximité du thérapeute et du patient masquerait le fait qu'ils sont reliés à un niveau plus profond, archétypal. Si « ça vibre », c'est parce que patient et thérapeute (en pensée, en émotions ou en actes) sont sur une même ligne archétypale.

Si l'on pense de cette façon, ce qui est important, ce n'est plus la similarité des expériences. La similarité, certes, crée un pont. Mais elle ne serait là que pour signifier qu'on est en présence d'un vécu archétypal qui « constelle ». C'est l'archétype qui fournirait et le sens et l'énergie transformatrice recherchés dans la thérapie. L'expérience archétypale réaliserait la reliance du thérapeute et du patient, les réouvrirait au champ des possibles, les replacerait dans un processus de création continue[255], là où la pensée devient acte, à l'instar du physicien quantique qui, en observant un objet, crée ses propriétés. Les moments synchronistiques seraient des « actes de création dans le temps »[256].

On touche là à un principe thérapeutique fondamental. La thérapie pourrait être conçue comme un jeu où, par connivence implicite, patient et thérapeute chercheraient à se mettre en phase, en rythme, en vibration, pour qu'une expérience archétypale advienne et que se poursuivre le processus de croissance (Jung dirait d'individuation) du patient mais aussi du thérapeute. Dans la résonance, vibrerait l'archétype. La théorie jungienne éclaire et complète la théorie de la résonance.

Pour Jung, le vécu synchronique est thérapeutique parce qu'il dégage de l'énergie, du sens, il réouvre des voies, crée du possible. Selon moi, l'hypnose, sans être absolument une condition indispensable pour l'émergence de la synchronicité, garantit, favorise au plus haut point cette expérience et, lorsqu'elle la permet, plonge le sujet dans un état de

---

254 Certains praticiens, jeunes ou moins jeunes, ont la fâcheuse tendance à parler d'eux-mêmes à leurs patients, ce qui est souvent contreproductif…

255 REEVES (1984), p. 62.

256 JUNG (1952).

conscience d'un niveau supérieur, dans cette conscience humaniste dont parle Lockert[257].

L'essence de la thérapie devient alors spirituelle au sens psychologique d'« ouverture à l'invisible » : elle retrouve son sens d'origine. Elle devient cortège menant vers le sacré. Dans l'expérience archétypale, la conscience passe à un stade ultérieur avec ce vécu que Jung nomme numineux, vécu de joie, au sens spinoziste, c'est-à-dire avec le sentiment de l'être en croissance. « Seule la joie est vraie » écrit Satprem, s'inspirant de son maître Sri Aurobindo[258]. Ces moments de joie sont des moments créateurs dans la trame de la temporalité.

Toutefois, je propose de distinguer deux sortes de résonance : une résonance ordinaire, non archétypale, utilisant les lois de la causalité classique avec une communication par les canaux habituels, avec une vibration de type émotionnel, avec une énergie faible. Mais, dès l'instant où émergent des phénomènes de synchronicité, on serait en présence d'une résonance archétypale, puissante, positive, pourvoyeuse d'énergie et de sens. Toute résonance ne me paraît pas forcément d'essence archétypale. Le signe qu'elle est archétypale serait à mes yeux la présence de phénomènes de synchronicité.

Reste le problème de la résonance d'apparence négative, quand patient et thérapeute partagent un vécu destructeur par exemple. Si elle n'est pas archétypale, cela ne pose pas de problème : il suffit que le thérapeute rompe le charme. Le phénomène de synchronicité signifie qu'on est bien en présence d'un archétype mais que le soi du patient et celui du thérapeute peinent à l'élaborer et accéder à une forme positive. Chez Jung, on ne peut pas parler d'archétypes strictement négatifs ou destructeurs. Chaque archétype, fondé sur l'instinct, est force de vie et appel à la créativité mais il comporte une part de négativité et d'ambivalence qui précisément doit être élaborée. C'est en particulier le cas de l'archétype bien connu de l'ombre et de la lumière. Si le thérapeute se met « à genoux », comme la femme dans son rêve, patient et thérapeute s'enliseront dans l'humiliation.

---

257 LOCKERT (2010).
258 SATPREM (1970), p. 95.

Dans la thérapie des TOC, c'est la « figure combattante » qui devra être redécouverte ou inventée, puis assumée. Il y a un sens à élaborer par une cocréation effectuée par le patient et le thérapeute. Les représentations que le sujet se forge sur le mal sont gonflées d'un sens qui déborde de toute part l'expérience que la réalité quotidienne lui fait vivre. S'il tient compte de la dimension archétypale de la névrose obsessionnelle, le thérapeute ne peut plus être seulement un redresseur de mauvaises habitudes, même si ce projet correspond à un premier temps du travail.

La synchronicité serait un appel à sortir de l'ombre, donnerait une direction pour surmonter l'épreuve. Ce n'est pas l'archétype qui pose problème, ce sont les forces adverses qui s'opposent à l'individuation. Il faut alors relire ce qu'écrit Jung sur le processus d'individuation et s'en inspirer pour comprendre et faire vivre la résonance archétypale.

# CONCLUSION

Le but assigné à cette communication était d'explorer la portée thérapeutique de la relation. J'ai conduit l'exploration en m'appuyant sur les concepts d'empathie, d'accordage, de transfert et contre-transfert, de résonance et enfin de synchronicité. Cette démarche était risquée car elle nous a conduits sur des sentiers scabreux, nous éloignant des protocoles scientifiques convenus. Grâce à l'hypnose, la relation thérapeutique s'approfondit : la présence devient rythme ; le rythme devient appel à la résonance ; la résonance s'épanouit dans l'archétype qui, manifestant sa présence par des faits de synchronicité, montre le chemin pour sortir de l'épreuve et relancer la croissance de l'être. Voici quels pourraient être les six critères de la résonance :

1. La découverte par le thérapeute et/le patient de la présence d'un élément de similarité dans le vécu de l'un et de l'autre.

2. Le sentiment d'une survenue inopinée, non provoquée, du phénomène.

3. Le sentiment que cette communauté de vécu a du sens et de l'importance pour la relation thérapeutique.

4. La sensation pour le thérapeute et le patient d'être hors du temps commun.

5. La présence d'une émotion forte et qui s'amplifie dans la prise de conscience de la similarité et du côté extraordinaire de la coïncidence.

6. La présence d'une pensée lucide.

Si les critères 1 et 2 sont présents, on peut penser qu'on est dans une résonance non archétypale. Si s'ajoutent les critères 3, 4, 5 et 6, on est presque sûr de se trouver dans une résonance archétypale.

Cette approche a des incidences très pragmatiques. Au cours de chaque séance, le patient apporte ses préoccupations du moment. J'ai l'habitude de toujours partir du vécu de l'interséance. On peut distinguer deux phases dans la séance. Au cours de la première phase, j'écoute le patient me parler de ses problèmes, de sa souffrance… Dans une seconde phase, je propose une séquence d'hypnose au cours de laquelle le patient explore et élabore ses problèmes, mobilise ses ressources. Durant cette phase, je suis moi-même en état d'hypnose, d'ouverture totale au champ des possibles. Grâce à l'hypnose, la personnalité du patient se reconfigure en vivant des expériences nouvelles qui lui permettent d'échapper aux stériles répétitions et de sortir des impasses pathologiques. Grâce à l'hypnose, de façon plus accélérée que dans les psychothérapies classiques, le patient suit des logiques d'évolution que les divers courants psychothérapiques ont bien repérées. Les choses se font et se défont sur un plan horizontal en suivant une logique causale linéaire, systémique ou complexe. Mais mon hypothèse est que les avancées se font surtout (exclusivement ?) lorsque se produisent des moments de résonance, en particulier archétypaux. Interfère, sur un plan vertical, une logique acausale qui apporte énergie, sens et créativité. C'est en fait le vécu commun du thérapeute et du patient dans la résonance qui permet que les choses avancent, de vibration en vibration, de pont en pont, de point de capiton en point de capiton. Ce sont ces moments de fulgurance autour d'un mot, d'un symbole, d'une idée, d'un geste, d'une anecdote, qui suscitent le changement au plan horizontal. Les patients savent très bien se souvenir de ces moments extatiques. Il est très important que le thérapeute, quand il fait de l'hypnose, soit très sensible à ces points de vibration et aux faits de synchronicité qui signalent l'archétype, qu'il les surligne et les amplifie quand il les repère.

Avec cette approche, la psychothérapie récupère son « th », sa dimension spirituelle originelle. Jean-Marie Delacroix consacre un très beau chapitre à la question. « Psychè » pour les Grecs, c'est le souffle de vie. « Thérapeïn » signifiait pour eux servir, donner des soins, soins aux malades, soins aux dieux. « Etymologiquement, le psychothérapeute est (...) le serviteur et l'adorateur du souffle (de vie), celui qui donne des soins au souffle, et (...) par le souffle, celui qui prend soin du corps en honorant le souffle (...). Ce mot renvoie aux dieux, il contient une connotation sacrée (...). A l'origine, psychothérapie et spiritualité sont un seul et même processus[259]. » Avec la théorie « laïque » de la résonance de Mony Elkaïm, enrichie par celle « spiritualiste » de la synchronicité de Jung, la thérapie retrouve ses origines.

---

259 DELACROIX, *La troisième histoire*, *op. cit.*, tout le chap. 14 (pp. 403 et suiv.) ; voir également p. 460.

## Chapitre 5

# LE PROTOCOLE DES VOCALISATIONS PROJETEES (LE VOP)

Communication présentée au Congrès AFNH,
les 17-18 mai 2008, Paris

> « Les vibrations de la voix sont comme des molécules, des corps purs qui s'inscrivent dans la mémoire de notre organisme, dans la tonalité du lieu. S'en servir comme outil d'harmonisation et de guérison, c'est chanter l'être et le renaître dans ses énergies créatrices et ses silences intérieurs. »
>
> Philippe Barraqué, *La voix qui guérit*, p. 7.

# PRESENTATION

## Définition

Le protocole des Vocalisations Projetées (VOP) est une technique d'hypnothérapie. Il décrit comment un thérapeute suggère à un patient de vocaliser certains sons dans le but d'induire une transe hypnotique et de favoriser des changements thérapeutiques.

Les vocalisations peuvent s'effectuer en utilisant la voix naturelle ou à l'aide d'un dispositif technique permettant l'amplification et la transformation du son produit naturellement par la voix.

Le dispositif permet d'obtenir une induction rapide et généralement considérée comme très profonde par les patients.

## Principe

Il s'agit par un travail corporel de projeter la voix (effet vibratoire) sur certaines parties du corps impliquées dans la problématique du patient. Chaque son est fabriqué par et dans le larynx, mais, par un effet de concentration mentale, il est possible de faire « comme si » la voix se transportait dans une autre partie du corps. La voix ainsi projetée rend sensibles certains phénomènes corporels (tensions, nœuds, douleurs, spasmes…), libère et fluidifie l'énergie bloquée à cet endroit du corps et suscite des processus mentaux et des réactions émotionnelles libératoires.

## Dispositif

J'utilise trois techniques : la méthode naturelle (sans fermeture des oreilles), la méthode avec dispositif technique d'amplification et de transformation des sons, la méthode naturelle avec fermeture des oreilles.

### *a)* La méthode naturelle

*Phase 1 : la centration sur la respiration*

Je donne au patient une consigne suggestive dans un style « nouvelle hypnose » : *« Vous êtes installé confortablement sur ce fauteuil [le fauteuil est légèrement incliné]… vos yeux se ferment… vous prenez conscience de la position de votre corps… de ses points d'appui… de votre respiration… des deux temps de l'inspiration et de l'expiration… l'inspir… l'expir… vous écoutez le souffle de l'air qui traverse votre nez… la bouche… le larynx… les poumons… et puis qui repart en sens inverse… vous ressentez… vous entendez ce souffle… vous sentez son énergie puissante et profonde… la musicalité naturelle de ce souffle… comme un appel à produire une musique venant de votre être profond… »*

*Phase 2 : l'apprentissage et l'entraînement à la vocalisation par le larynx*

Vient une phase d'apprentissage. En calant ma respiration sur celle du patient (pacing), je lui montre comment, sur le temps de l'expir, produire le son **A** (bouche ouverte)[260]. Je lui demande alors de respirer naturellement, de

260 Ce sont les deux sons élémentaires les plus utiles pour un travail psychothérapique. Cela n'exclut pas l'utilisation d'autres sons ni d'autres syllabes ou mots (mantras) dans des protocoles plus complexes.

vocaliser le son **A**, de se concentrer sur la vibration du **A** dans le larynx, de produire une salve de 5 vocalisations sans modifier le rythme et l'intensité naturels de sa respiration. Je ne pose pas de conditions particulières concernant les modalités de sa respiration (respiration haute ou basse).

Certains patients manifestent une résistance à l'expérience. J'ai remarqué que l'imitation facilitait l'usage d'une expérience pouvant paraître à certains patients inédite et déconcertante et faisait tomber leur résistance. Dans ce cas, je propose au patient de m'imiter, de produire en même temps que moi les vocalisations. Il est important de laisser le patient choisir la hauteur de son qui lui convient et pas forcément celle choisie initialement par le thérapeute. C'est au thérapeute de s'adapter à la hauteur de son.

Lorsque le patient a expérimenté la première salve, je lui demande d'augmenter, de doubler le volume de son inspir, de prendre un temps aussi long que possible pour vocaliser le son retenu, de libérer sa voix jusqu'à l'extinction de son souffle. Je lui demande de produire une deuxième salve de 5 vocalisations, cette fois-ci amples et prolongées, de bien prendre conscience de l'effet vibratoire de la vocalisation, puis de respirer normalement sans vocaliser.

Puis, je propose le même exercice avec le son **O**, toujours avec centration sur le larynx[261].

*Phase 3 : l'apprentissage de la projection*

Je suggère la projection : *« Maintenant, je vous suggère de projeter votre voix sur certaine(s) partie(s) du corps, de faire comme si l'air entrait par cette partie du corps et en sortait sous forme de sons... »* Je suggère de projeter le **A** sur les zones de tension (en fonction des informations préalables apportées par le patient) et le **O** plutôt sur la zone affective du cœur et de la poitrine ou le **OM** sur le plexus solaire. Cet apprentissage prépare au travail qui va désormais pouvoir être effectué.

---

261 C'est ce qui est préconisé par BARRAQUE (1999), pp. 67-68.

### *b)* Le dispositif technique des sons amplifiés et réverbérés

Il est possible d'utiliser un dispositif technique amplifiant et réverbérant la voix. L'effet obtenu par le dispositif est un « effet cathédrale ». J'utilise alors quatre accessoires :

– Une table de mixage (avec deux sorties au minimum) que l'on trouve dans le commerce (à partir de 150 €). La table de mixage permet le réglage de l'intensité de voix et la transformation de la voix grâce à un variateur d'effets. Je choisis l'effet « chorus-réverbération » qui est le plus proche de « l'effet cathédrale ».

– Un micro que je tiens dans ma main gauche et qui sert à transmettre les consignes ; ce son est peu amplifié et reste naturel (pas d'effet).

– Un second micro directionnel placé à 10 cm de la bouche du patient qui est tenu par moi dans la main droite et qui sert à capter les vocalisations, à les amplifier et les transformer.

– un casque couvrant les oreilles du patient qui sert simultanément à la transmission des consignes et surtout à l'audition des vocalisations, sur un mode amplifié et réverbéré, produites par le patient.

Se trouve ainsi réalisée une boucle audio-phonatoire. Le sujet peut entendre (principalement dans l'oreille externe grâce au casque) le son qu'il a produit, mais sur un mode transformé.

Comme le sujet n'entend que les sons qui lui parviennent par le casque, je ne peux lui transmettre mes consignes que par l'intermédiaire d'un micro. Si je parlais sans micro, le patient entendrait ma voix trop faiblement.

Quel est l'intérêt de ce dispositif ? La réverbération produit un « effet cathédrale ». Elle fait ressortir les harmoniques des sons, elle les amplifie, l'amplification donnant un sentiment de puissance créatrice au sujet ; elle facilite la projection. Par l'effet d'écho, elle ouvre le sujet à un vaste monde intérieur, elle donne une impression de vastitude, d'infinitude.

L'effet hypnotique produit est puissant. Au réveil, le patient, d'ailleurs, exprime sa surprise : *« Je me suis senti dans une bulle... immergé dans un bain de musique... j'étais parti dans un autre monde... j'étais comme envoûté... c'est mystérieux... on est ailleurs... ça chamboule complètement...* » Le sujet, fixé sur l'activité vocale, dissocié du monde extérieur et privé de ses activités mentales habituelles, confusionné par l'étrangeté de la situation, est complètement absorbé en lui-même et glisse vers une transe profonde.

***c)* La méthode naturelle avec fermeture des oreilles**

Il n'est pas indispensable d'utiliser systématiquement le dispositif technique. La méthode naturelle se suffit à elle-même. Il est possible d'obtenir l'« effet cathédrale » par une gestuelle simple. On peut demander au sujet, à l'aide de ses deux index, d'obturer le canal des oreilles externes. Les sons se trouvent amplifiés et légèrement réverbérés.

# OPPORTUNITES D'UTILISATION

## Utilisation du VOP pour une induction hypnotique

Le VOP est une induction parmi d'autres qui coupe le sujet du monde extérieur, le fixe sur un geste vocal dans lequel il s'absorbe, le centre sur son intériorité. On peut utiliser le VOP avec tous les patients. J'ai toutefois remarqué que les patients ayant un style auditivo-verbal marqué, aimant parler, jouer de la voix, très sensibilisés à la musique et au chant choral, répondaient bien à ce type d'induction. Mais d'autres, déconcertés ou intrigués par la nouveauté de l'expérience, bénéficiant de l'effet de surprise, se confusionnent et se dissocient facilement.

On remarquera que cette technique installe le sujet dans le souffle, c'est-à-dire au cœur de lui-même et non à sa périphérie.

Je fais inlassablement remarquer au patient combien cette expérience le fait descendre dans les profondeurs de lui-même.

Quand la transe est installée, après une série de salves, je travaille sur le problème du patient en laissant de côté les vocalisations qui n'ont servi qu'à l'induction. Je peux y revenir éventuellement à la fin pour boucler la séance ou favoriser une amnésie structurée.

Cette technique peut servir à induire une hypnose nouvelle, visant le dénouement des automatismes inconscients ou une hypnose humaniste visant la dissolution des symptômes par un élargissement de la conscience.

## Utilisation des vocalisations pour un travail thérapeutique spécifique

### Hypnose de bien-être

Ce type d'induction convient très bien à une séance d'hypnose de bien-être. Je préconise de commencer par la projection des vocalisations du son **A** sur les parties supposées tendues du corps et de terminer par la projection du son **O** sur le cœur ou bien encore du mantra tibétain **OM** – à valeur universelle – sur le plexus solaire.

### Hypnothérapie des TOC

C'est à partir d'un travail sur les TOC que j'ai mis au point le VOP. J'avais remarqué qu'un de mes amis avait tendance à « bourdonner » pour soulager ses tensions. L'idée m'est venue d'en faire une méthode et de généraliser son emploi.

Je rappelle l'hypothèse que je soutiens depuis 2004 : l'obsessionnel a isolé ses pulsions agressives et dérivé l'énergie vers le mental. La ligne du travail thérapeutique consiste à aider le patient à abandonner ses rituels, à quitter ses pensées obsédantes pour retrouver le chemin du contact relationnel, de la confrontation, de la prise en compte des situations problématiques évitées. Il s'agit d'abolir l'isolation.

Le travail sur les TOC pour être efficace doit être corporel, ce que la psychanalyse ne permet pas de prendre en compte. Ce travail, je l'effectue en repérant les zones corporelles impliquées, signalées par la présence de tensions, douleurs ou spasmes.

J'ai mis au point un protocole qui, évidemment, peut supporter toutes les adaptations. Lorsque je travaille sur les TOC, je commence par les préliminaires décrits ci-dessus (avec ou sans le dispositif technique) puis j'enchaîne de la façon suivante :

*Phase 1*

– Vocalisation de la sonorité **Mm** (bouche fermée) avec projection dans la zone orbito-frontale dans le but de rendre sensibles les tensions se situant à ce niveau (ruminations). Cette sonorité est une nasale vibrant dans le haut du crâne. Je crée une fixation sur le problème qui crée une « prise de tête » dont le patient va devoir se détacher. Le bourdonnement bloque la rumination mentale et permet une centration sur d'autres zones du corps où se manifestent des tensions.

*Phase 2*

– Vocalisation du son **A** (bouche ouverte) sur les parties tendues du corps. Chez l'obsessionnel, ce sont toujours les mêmes zones qui sont pointées : la nuque, les épaules, les mâchoires, le dos, la poitrine, plus rarement les bras et les mains, les jambes et pratiquement toujours le ventre (plexus solaire), centre de l'affirmation de soi. Ces zones de tension sont les zones corporelles affectées par le refus de la confrontation et l'isolation de l'agressivité.

Le choix de la zone de projection est fonction des descriptions préalables du patient. On pourra donc se centrer rapidement sur la zone incriminée. Lorsque l'énervement agite tout le corps, je passe en revue les différentes zones sensibles en terminant par le ventre. Dans tous les cas, c'est le thérapeute qui guide l'exploration et qui régule l'écoulement des salves.

Lorsque le travail s'effectue sur le ventre, je propose une variante, la sonorité **RAM**, qui exprime phonétiquement encore mieux que le simple **A** l'affirmation de soi.

A chaque zone se trouve associée une émotion : colère, honte, rage, culpabilité, peur, violence… Tout dépend de la problématique du patient.

Le principe est de rendre sensible l'énergie bloquée dans le corps et de l'orienter vers des voies corporelles réalisatrices de la lutte, de l'affirmation de soi, bref de la confrontation. Le point important est d'abord que ce travail intercale des temps de pause entre les salves qui éloignent le patient de ses cogitations ; ensuite qu'il permet comme en EMDR ou en IMO, à la suite de ces temps de pause, l'émergence et l'expression d'émotions, de souvenirs et d'images afférents à la problématique.

> Lors d'un travail avec Marie, la vocalisation du **A** dans le ventre permet le surgissement d'un énervement dans les doigts exprimant le besoin d'attaquer ; des scènes de l'enfance remontent alors à la surface.

Je demande au patient d'exprimer ce qu'il ressent : *« Qu'est-ce qu'il y a ?... des pensées ?... des émotions ?... des sensations ?... des mouvements ?... des besoins ?... »* Les évocations permettent de préciser et d'élaborer la problématique.

On peut terminer la séquence en utilisant le son **O** projeté sur le cœur ou la syllabe **OM** projetée sur le plexus solaire pour provoquer ou consacrer un état d'apaisement.

Je conseille aux obsessionnels cogitateurs de vocaliser au maximum durant les trajets de voiture. C'est une excellente alternative aux cogitations.

**Hypnothérapie des insomniaques**

Le VOP convient bien aux personnes qui s'empêchent de dormir par le maintien de leur esprit en activité, en cogitant sans cesse, en mettant en boucle leurs préoccupations.

La vocalisation du son **O** projeté au centre frontal donne des bons résultats pour favoriser l'endormissement. On suggère au patient de vider ses pensées grâce au souffle de l'expir.

On demande au patient de s'entraîner dans la journée et le soir, de murmurer les vocalisations ou même, pour ne pas gêner le voisinage, de colorer le souffle par des vibrations sonores imaginées.

> Stéphane s'empêche de dormir en tournant et retournant dans sa tête les scènes de bureau vécues dans la journée et celles supposées se produire le lendemain ; je l'entraîne à vocaliser le son **O** projeté sur le centre frontal. Il s'exerce dans la journée, dans les moments de pause ; le soir, il parvient à s'endormir en 10 minutes (en vocalisant mentalement pour ne pas déranger sa compagne).

Le patient quitte le registre de la pensée et glisse dans le registre de la sensation corporelle propice à l'endormissement.

**Hypnothérapie des stressés**

Dans la journée, la vocalisation projetée du son **O** sur le plexus cardiaque provoque un effet d'apaisement. Elle ajoute un plus au protocole de la respiration cardiaque.

> Serge, cadre supérieur, s'entraîne à vocaliser la sonorité **OM** sur le trajet de retour de son travail en garant sa voiture sur une aire de repos. Il rentre chez lui plus détendu.

**Hypnothérapie des douloureux**

Je propose aux patients de vocaliser le sou **OU** ou **WOU** sur les zones corporelles douloureuses (douleur aiguë ou chronique).

> Marina réduit de moitié des douleurs dorsales générées par une scoliose en vocalisant le son **WOU** projeté le long de la colonne vertébrale.

Je pense que d'autres indications pour la pratique du VOP existent. Il faudrait faire une recherche concernant l'impact du protocole des VOP sur la boulimie, la dépression, les acouphènes, la fibromyalgie.

# CONCLUSION

Le choix des sonorités vocalisées s'inspire des travaux d'art-thérapie vocale. Personnellement, je me suis référé au livre de Philippe Barraqué[262] *La voix qui guérit, techniques de guérison par les thérapies vocales*, qui offre judicieusement et avec beaucoup de souplesse des choix multiples. Dans ce domaine, rien n'est absolument défini. Il appartient au patient de tâtonner pour repérer les sonorités qui lui conviennent le mieux.

Le protocole des VOP induit une hypnose particulièrement profonde, au sens où les vocalisations ont un effet régressif important. Elle ramène le sujet aux premiers temps où le bébé exerçait sa voix en vocalisant, dans cette phase pré-langagière essentielle où le son était simultanément émotion et sens, où la vocalisation permettait d'exprimer la variété, la complexité, la fluidité des choses, où le sujet vocalisant le monde était partie intégrante de ce monde, sans cette distance que les mots installeront ultérieurement entre le signifiant et le signifié.

---

262 BARRAQUE (1999).

Cette technique, loin d'être un gadget réducteur, offre une sorte de portail ouvrant vers une des expériences essentielles, dans le souffle, au cœur de l'être. Ma recherche s'est inspirée sur ce point des sublimes travaux de Didier-Léo Verne[263] recensés dans son livre *Lève-toi et chante, vers une pédagogie de la résonance*. L'hypnose côtoie la conscience spirituelle.

---

263 VERNE (2003).

## Chapitre 6

# ELOGE DE LA SUGGESTION

## Essai sur la force symbolique

Article inédit (janvier-septembre 2015)

« La foi est le moyen de posséder déjà ce qu'on espère et de connaître des réalités qu'on ne voit pas. »

Paul de Tarse, *Epître aux Hébreux*, IV, 11.

« Je crois à l'existence de forces susceptibles d'être déclenchées par des procédures. »

Tobie Nathan, *Philtre d'amour*, p. 204.

« Toute forme ne prend que pour bien peu de temps le même être ; à travers chacun, elle continue puis le laisse. »

André Gide, *Les Nourritures terrestres* (livre troisième).

Je montrerai dans cet article que la suggestion, loin d'être un leurre ou une illusion comme les scientifiques le pensent généralement, ou une simple propriété physiologique du cerveau comme le soutenait Bernheim, est la manifestation d'un authentique pouvoir de l'esprit. Il n'est pas que la résultante d'un cerveau affaibli, se laissant prendre par des idées fortes se transformant immédiatement en actes. La suggestion est la manifestation d'une force universelle que j'appelle symbolique. C'est une force capable de véhiculer des formes d'un niveau de réalité à un autre, non seulement dans le champ circonscrit de la personnalité mais aussi au-delà de ses limites. Présente en dehors de l'état d'hypnose, mais voie privilégiée d'entrée en hypnose, la suggestion profite de cet état de conscience modifiée pour décupler ses effets thérapeutiques. Avant d'entrer dans le vif du sujet, je poserai quelques remarques introductives.

# LA CRISE DE LA RATIONALITE

Il n'y a de science que du général. La science cherche à vérifier la tendance à la répétition des phénomènes qu'elle étudie. Les hypothèses qu'elle élabore portent sur les processus qui ont tendance à se répéter. La psychologie, après avoir cherché à se faire reconnaître comme science, subit comme toutes les sciences la crise de la rationalité.

## La crise de la rationalité dans les sciences

A l'époque positiviste, les scientifiques nourrissaient le rêve d'arriver à des certitudes absolues, ce rêve était partagé par nombre de ses contemporains. Plus encore que les sciences fondées sur la simple observation, les sciences qui procèdent à l'expérimentation paraissaient offrir d'excellentes garanties de produire des certitudes.

Mais le XX<sup>e</sup> siècle a battu en brèche cet idéal de rationalité. D'une part, les sciences physiques ont buté sur le principe de relativité de l'espace (théorie de la relativité restreinte puis généralisée d'Einstein), sur les étranges phénomènes quantiques (l'indétermination : selon Heisenberg, « il est impossible d'attribuer à une particule, à un instant donné, une position et une vitesse déterminées [264] » ; la superposition, c'est-à-dire la capacité des particules à se trouver en plusieurs endroits et orientations à la fois ; leur intrication, c'est-à-dire la possibilité de lier plusieurs d'entre elles et d'agir sur l'ensemble sans forcément connaître l'état de chacune ; la décohérence quantique provoquée par l'observation des phénomènes). D'autre part, dans le même temps, les sciences logicomathématiques, dites exactes, se heurtaient à l'incontournable principe d'incomplétude de Gödel.

D'une certaine façon, le travail de Karl Popper portant sur les sciences expérimentales était aussi un coup porté à la rationalité classique. Déjà, bien avant lui, le philosophe anglais Hume avait pointé les limites de l'induction. Popper soulignait que la vérité en science est toujours provisoire. Comme le

---

264 ORTOLI & PHARABOD (1984), p. 38.

dit Ivar Ekeland, l'univers scientifique est « un cimetière d'idées fausses et de théories dépassées[265] ». On ne peut jamais savoir si une loi est définitivement vraie. En revanche, on peut toujours prouver qu'elle est fausse. Sa seule vérité est de n'être pas – provisoirement – contestable. La seule chose que l'on puisse demander à une science est de produire des hypothèses falsifiables, c'est-à-dire dont on peut dire… qu'elles ne sont pas fausses ! Une proposition qui ne se prête pas à la falsification appartient au domaine de la philosophie ou de la religion.

D'autres évolutions ont marqué les sciences « dures » dans la mesure où leur objet s'est complexifié. Désormais, le travail du chercheur consiste moins à inventer des protocoles rigoureux donnant lieu à expérimentation qu'à construire des modèles complexes, à produire des algorithmes et à vérifier leur adéquation avec un réel qui déborde de toute part l'observateur, la causalité linéaire physique laissant la place à une causalité circulaire ou statistique et à des prévisions probabilistes[266].

En fait, la rationalité classique rencontre deux écueils principaux : d'une part, l'inaccessibilité et la complexité de l'objet ; d'autre part, l'impact de l'observateur sur l'existence de l'objet et sur ses propriétés. L'objet est toujours impur par ce mélange d'objectivité et de subjectivité, la complication suprême étant que le chercheur finisse par modifier l'objet qu'il étudie.

Qu'en est-il des sciences humaines ? Ces sciences que l'on qualifie parfois de « molles » ont souvent fait l'objet de critiques ou même de moqueries concernant leur non-vérifiabilité. Politzer[267] s'est gaussé des prétentions de la science psychanalytique ou de la science du matérialisme historique marxiste à produire un savoir intouchable. Il a mis en évidence les subtils procédés d'auto-immunisation protégeant leur savoir. Toute critique à l'encontre de la théorie psychanalytique serait l'expression d'une défense de l'inconscient. Toute critique de la théorie marxiste serait l'expression d'une résistance bourgeoise à la lutte des classes.

---

265 EKELAND (1995), p. 89.

266 Aujourd'hui le traitement des big data ne donne lieu qu'à un traitement statistique permettant de découvrir des liaisons cachées.

267 POLITZER (1968).

La psychologie, depuis qu'elle prétend à la scientificité, a toujours eu besoin de défendre sa légitimité. Elle s'est positionnée tantôt comme une science expérimentale visant à établir des lois universelles et vérifiables par des protocoles rigoureusement contrôlés, tantôt comme une science clinique observant des régularités chez un sujet particulier et éventuellement repérables chez d'autres individus. La psychologie s'est beaucoup battue pour être reconnue comme une vraie science humaine. Elle passait pour une science floue, peu adaptée à l'expérimentation, toujours suspectée de contamination subjective. L'expérimentation en laboratoire s'est toujours heurtée non seulement à des objections déontologiques mais aussi à des critiques concernant l'artificialité contextuelle. Aujourd'hui, les chercheurs travaillent avec des modèles dont ils cherchent à vérifier la pertinence et l'efficacité. Certains poussent la prétention de rigueur jusqu'à mettre le comportement humain en algorithmes. L'épistémologie qui fonde la rationalité de leur science est clairement celle de la complexité.

Paradoxalement, dans un contexte de recherche usant de la modélisation et de la simulation, le fait que les sciences humaines cherchent à construire des systèmes leur a redonné de la crédibilité : la théorie retrouve un statut de modèle permettant à la fois d'appréhender un réel complexe et d'agir sur lui. Encore faut-il que l'adéquation de la théorie avec le réel puisse se vérifier.

Dans ce contexte, que dire de la scientificité de la psychothérapie ? La psychothérapie est une pratique, on pourrait dire une technologie, dont le but est de produire des changements thérapeutiques, c'est-à-dire la modification des comportements ou des symptômes, causes de souffrance pour un « patient ». Ses techniques sont fondées principalement sur la psychologie. Mais elle s'inspire aussi de la sociologie, de l'ethnologie. Elle recourt à des référentiels théoriques qui lui fournissent des lignes d'action pour opérer les changements cliniques attendus. La psychothérapie est la science de ces changements. J'ai montré dans le premier chapitre de ce second tome comment la psychothérapie éclairée par une épistémologie de la complexité avait intérêt à adopter une posture intégrative fondant des interventions plurielles. Présentée ainsi, la psychothérapie reste dans la rationalité classique. Elle s'appuie sur le principe de causalité linéaire, enrichie par la causalité circulaire des systèmes et élargie à la causalité probabiliste des systèmes complexes.

## Le statut ambigu de la psychothérapie

Dans le chapitre ci-nommé, j'ai mis sur le même plan que les autres le référentiel inspirant les « thérapies de la conscience ». J'appelle « thérapies de la conscience » les thérapies qui, se fondant sur une psychologie de la conscience, cherchent à modifier les états pour produire des changements. On peut placer dans cette catégorie la méditation, le rêve éveillé, le biofeedback, la transe chamanique et bien sûr l'hypnose.

La question se pose alors de savoir si, avec les thérapies de la conscience, on ne change pas complètement de rationalité et d'épistémologie. Centrons-nous sur l'hypnothérapie. Peut-on dire qu'elle soit rationnelle ? Des générations d'hypnothérapeutes se sont battues et se battent encore pour défendre ce point de vue[268]. L'hypnose, quand elle se dit « médicale », a la prétention de développer des procédés rationnels classiques. On peut provoquer cet état de conscience en s'appuyant sur des processus psychologiques et déclencher des effets dont les ressorts sont bien connus. Par exemple, on sait que, si on fixe longuement un objet, on déclenche la fameuse dissociation qui caractérise l'état hypnotique et qu'on obtient alors un état de conscience caractérisé par la dépotentialisation de la conscience ordinaire et la déconnexion de la volonté. Tout cela n'est pas très mystérieux et obéit à une causalité linéaire classique. L'ouvrage de Collot[269] abonde en explications rationnelles. C'est une causalité classique qui est à l'œuvre dans ces fonctionnements.

D'un autre côté, la suggestion à laquelle recourt l'hypnothérapie apparaît très étrange. On peut la définir comme la production directe de modifications psychiques et comportementales par le simple pouvoir de la parole, de l'image ou du geste. Dans le processus de suggestion, c'est à la fois le type de communication du locuteur (la proférence) et la force symbolique de l'image ou du geste (créant fascination et subjugation) qui sont supposés provoquer des effets.

---

268 Le lecteur pourra se rapporter à excellent livre collectif dirigé par COLLOT, *Hypnose et pensée magique* (2008). L'ouvrage récapitule les différents points de vue concernant l'hypnothérapie et met bien en évidence l'oscillation entre deux courants, l'un (médical) cherchant à maintenir l'hypnose du côté de la stricte rationalité, l'autre (magique) tenté de la faire basculer dans l'irrationalité.

269 COLLOT (2008).

On distinguera clairement l'hypnose en tant qu'état de conscience modifiée, et la suggestion qui est un acte visant un résultat. La suggestion est un outil possible pour entrer en hypnose mais on peut obtenir l'hypnose par d'autres procédés que la suggestion. Une fois installée et entretenue, l'hypnose se révèle être un état hyper-favorable à l'épanouissement et l'efficience de la suggestion. 0n pourrait dire que la suggestion est « comme un poisson dans l'eau de l'hypnose ».

La suggestion hypnotique produit alors des effets thérapeutiques qui peuvent s'avérer surprenants. De quelle manière ? Simplement, le thérapeute profère[270] des paroles, suscite des images ou des métaphores, produit des gestes qui ont prétention à modifier directement et instantanément le champ psychique et comportemental du patient ! Nous sommes en pleine magie ! Faut-il fuir ou seulement sourire face à de pareilles allégations ?

Remarquons que la suggestion est évidemment présente en dehors du contexte hypnotique, dans tous les rapports humains de la vie quotidienne. Elle est utilisée dans toutes les thérapies, mêmes si certaines, comme la psychanalyse, s'en défendent. La puissance de la suggestion est particulièrement visible dans l'effet placebo. Dans ce cas, le pouvoir est attribué à un produit supposé efficace. Celui-ci donne une illustration encore plus remarquable du pouvoir de l'esprit qui modifie la réalité à partir de la croyance au changement. C'est bien l'esprit du patient qui produit ces changements par le biais d'un certain contexte relationnel et rituel proposé par le thérapeute. Quand le mystique prie pour obtenir des miracles, il utilise aussi en quelque sorte la puissance de la parole en invoquant le pouvoir de Dieu. C'est ce même pouvoir qui est à l'œuvre quand le chaman cherche à inscrire des effets directs dans le monde et à l'affecter par ses formules magiques ou quand le guérisseur, par ses passes magnétiques, fait appel à des fluides mystérieux, à l'influence des esprits ou des ancêtres.

L'intérêt de l'hypnose est de fournir un contexte éminemment favorable à la puissance de la suggestion. L'hypnose crée en effet un état de lâcher-prise et de disponibilité dans lequel la suggestion va prospérer. Mais il est important de remarquer que la parole du thérapeute n'est efficace que parce que le patient, attribuant un pouvoir à ce thérapeute et à sa compétence hypnotique, se laisse faire par sa parole, permet que cette parole agisse en lui.

---

270 Concernant la question de la proférence, voir MELCHIOR (1998).

Quel est le point commun qui relie toutes ces pratiques suggestives ? Dans tous ces cas une parole proférée, une image convoquée ou un geste posé sont supposés produire des changements directs par le pouvoir de la croyance au changement. Il faut donc compléter la définition précédente de la suggestion : la suggestion est la production directe de modifications psychiques et comportementales par le simple pouvoir de la parole, de l'image ou du geste, pouvoir conféré par la croyance au changement. La suggestion est une croyance au changement qui se fait acte[271].

## L'irrationalité de la suggestion

La suggestion est un phénomène profondément subversif car il remet en cause les catégories classiques de la science. Comment est-ce possible que toutes ces pratiques soignantes comme l'hypnose, le placebo, la méditation ou la prière, les rituels des chamans ou des guérisseurs produisent des effets thérapeutiques par la seule puissance de la parole, de l'image ou du geste ?

Nous serions en face de deux types de causalités : l'une, classique, qui procède par continuité (liaisons syntagmatiques) ; l'autre, symbolique, qui procède par discontinuité (liaisons associatives).

Une première réponse consiste à évacuer le problème et dire que le côté mystérieux de ces phénomènes n'est qu'une apparence provisoire, résultat de notre ignorance : la science les élucidera bientôt en respectant les catégories classiques de la science. Une autre direction de recherche consiste à élaborer des nouvelles théories pour rendre compte de ces phénomènes irrationnels, comme la mécanique quantique est venue dépasser la mécanique classique. C'est cette voie que je souhaite emprunter.

En effet, le psychothérapeute se trouve placé en quelque sorte dans une situation analogue à celle qu'a connue le physicien quantique au début du siècle dernier. Les catégories classiques de l'espace-temps et de la causalité ne semblent plus fonctionner. Si la barre du conscient volontaire est franchie, si les limites de la personnalité individuelle sont transgressées, si les phénomènes de synchronicité[272] bafouent les contraintes de l'espace-temps,

---

[271] Francis ROUAM, « Le chien a-t-il une nature de Bouddha », in COLLOT (dir) (2008), pp. 189-200 ; voir également dans ce même ouvrage Christian CHEVREAU, « La pensée magique du thérapeute dans le processus thérapeutique », pp. 211-218.

[272] Voir le chapitre précédent.

la question se pose alors de savoir si l'hypnothérapeute ne doit pas changer de rationalité et d'épistémologie. L'irrationalité viendrait de ce que les changements obtenus dans certaines conditions ignoreraient les catégories classiques de l'espace, du temps et de la causalité. Les conditions d'exercice de ces catégories se trouveraient comme abolies. Des changements s'opèreraient dans l'irrespect des contraintes qu'elles imposent habituellement aux phénomènes : ils seraient instantanés (non-respect de la temporalité), illimités (non-respect de l'espace) et immédiats (non-respect de la causalité classique). On devrait alors considérer que la causalité symbolique, que Claude Lévi-Strauss[273] a découverte et décrite dans les sociétés dites primitives, serait une réalité universelle. On retrouve bien là les questionnements de la mécanique quantique[274]. L'opérateur de ces changements serait l'esprit conscient, soit du thérapeute, soit du patient, ou des deux à la fois.

Mais dans ce cas, on ne devrait pas parler d'irrationalité provisoire car on aurait affaire à une autre rationalité, une sorte d'hyperrationalité ! On ne devrait surtout pas renoncer à certaines pratiques sous le prétexte qu'elles paraîtraient irrationnelles ! Si elles s'avèrent efficaces, et même hyper-efficaces, elles le devraient à leur irrationalité. J'insiste : ce n'est pas malgré mais grâce à leur irrationalité que ces pratiques irrationnelles produiraient des effets. Leur efficacité viendrait de ce qu'elles capteraient dès aujourd'hui des processus puissants que nous ignorons encore et qu'en tout cas nous ne savons pas expliquer.

Si l'on admet cette hypothèse, la question que se pose le thérapeute est la suivante : comment capter des phénomènes que nous ne connaissons pas encore et qui, aujourd'hui, restent largement impensables ? Le dénominateur commun de toutes ces pratiques étranges est le phénomène de croyance irrationnelle qui les accompagne. Le point important que je veux souligner, c'est que l'irrationalité n'est pas le problème, c'est la solution ! Certes, l'appel à l'irrationalité vient le plus souvent des échecs mêmes des technologies thérapeutiques classiques à résoudre certains problèmes cliniques, mais c'est bien plus que cela : c'est un appel à dépasser les limites de la pensée et une ouverture à autre chose. Ma thèse est la suivante : *Le*

---

273 LEVI-STRAUSS, « L'efficacité symbolique », in *Anthropologie structurale* (1958/1974), pp. 213-234.

274 Cf. *Correspondance Pauli-Jung* (2000).

*paradoxe des pratiques thérapeutiques irrationnelles, c'est que c'est l'irrationalité même de leur croyance qui rend possible leur efficacité bien réelle.* C'est l'expérience subjective de l'irrationalité qui déverrouille les limites que la pensée dite rationnelle se donne et débride le pouvoir de l'esprit. L'appel à l'irrationalité, loin d'être une aberration, est au contraire le moyen que se donne l'esprit pour dépasser les limites des préjugés individuels et des résistances posées par la science actuelle[275].

Dans le champ de la psychothérapie, il y aurait ainsi deux façons de produire des changements :

– Ou bien on s'appuierait sur des pratiques rationnelles, sur des savoirs avérés d'obédience classique : par exemple, sur les procédures d'apprentissage étudiées et développées par la psychologie cognitive relevant de l'expérimentation ; sur la formation des mécanismes de défense en psychanalyse formant un noyau scientifique indéniable ; sur une hypnose dite « médicale » mettant en œuvre des procédures déterministes classiques.

– Ou bien on s'appuierait sur des pratiques et des croyances irrationnelles : le recours à la suggestion marquerait alors le saut dans l'irrationalité.

## Le *Liber novus* de Jung

En cours de la rédaction de ce chapitre, grâce à une heureuse coïncidence, j'ai eu accès à l'étonnant livre posthume de Jung : *Le livre rouge*[276], dont l'édition venait d'avoir lieu récemment. J'ai découvert dans ce livre un passage sur la magie qui m'a stupéfié et qui rejoint complètement ma thèse sur l'importance de l'irrationalité, la suggestion étant un procédé magique par excellence. Je me permets de citer de larges extraits de ces sublimes propos que Jung met dans la bouche du « Magicien ».

« La compréhension magique est ce qu'on appelle l'incompréhension. Tout ce qui produit un effet magique est incompréhensible, et l'incompréhensible produit souvent un effet magique. On appelle magique ce qui agit de manière incompréhensible. Le magique m'enveloppe toujours, me prend toujours au

---

275 C'est ce que Gaston Bachelard appelait les « obstacles épistémologiques ». Cf. BACHELARD, *La formation de l'esprit scientifique* (1969).

276 JUNG (2012), *Le livre rouge*, pp. 444-449.

piège, ouvre des espaces sans portes et mène à l'extérieur alors qu'il n'y a pas d'issue » (444-445)…

« Nous avons besoin de la magie pour pouvoir accueillir ou appeler le messager de l'incompréhensible et ce qu'il a à nous dire. Nous avons reconnu que le monde est fait de raison et de déraison, et nous avons compris que notre voie n'a pas besoin seulement de la raison mais aussi de la déraison. Cette division est arbitraire et dépend du degré de compréhension que l'on a. Mais on peut être assuré que la plus grande partie du monde est encore incompréhensible pour nous. L'incompréhensible et le non-raisonnable doivent nous apparaître comme identiques, quoiqu'ils ne le soient pas nécessairement en eux-mêmes ; une part de l'incompréhensible ne l'est que pour le moment présent, demain peut-être elle sera conforme à la raison. Mais tant qu'on ne la comprend pas, elle reste conforme à la déraison. Dans la mesure où l'incompréhensible est en soi conforme à la raison, on peut essayer de l'aborder avec succès par la pensée, mais, dans la mesure où il est conforme à la déraison, l'on a besoin de la pratique de la magie pour en pénétrer le sens » (445).

« La pratique magique consiste en cela que ce qu'on ne comprend pas est rendu compréhensible d'une manière elle-même incompréhensible. L'attitude magique n'est pas arbitraire, car cela serait de l'ordre du compréhensible ; elle résulte de causes incompréhensibles. Parler de causes n'est pas exact non plus, car une cause est fondée sur la raison. Mais on ne peut pas non plus dire qu'elle soit dépourvue de cause, car alors on ne pourrait rien en dire. L'attitude magique se manifeste tout simplement. Lorsque l'on ouvre les vannes du chaos, la magie se manifeste aussi (…) » (445-446).

« La magie est une forme de vie. Si l'on fait de son mieux pour conduire son char et que l'on se rend compte qu'un autre, plus grand que soi, le conduit, alors se produit l'effet magique. On ne peut pas dire de quelle nature sera l'effet magique, car personne ne peut le savoir à l'avance, car magique est ce qui n'obéit à aucune loi, ce qui se produit en dehors de toute règle, pour ainsi dire par hasard. Mais la condition en est que l'on s'accepte entièrement et que l'on ne rejette rien, afin que tout soit mis en œuvre pour la croissance de l'arbre (…) » (446).

« C'est pourquoi une certaine forme de solitude et d'isolement est la condition *sine qua non* d'une vie en bonne harmonie avec soi-même et avec les autres, sans laquelle on ne peut pas être suffisamment soi-même (...) » (446-447).

On ne peut que s'incliner devant des propos aussi puissants et numineux. Ce texte mystérieux ne livre son sens qu'au prix de lectures réitérées. Que dit Jung ? La magie est une façon incompréhensible d'appréhender l'incompréhensible et, inversement, c'est ce qui se produit de façon imprévisible lorsqu'on est dans l'incompréhensible. C'est l'acceptation de l'irrationalité qui permet que se produisent des phénomènes irrationnels. Jung dit bien que ce peut être une attitude provisoire et qu'un jour on pourra rendre les choses compréhensibles, on pourra penser les phénomènes et y mettre de la rationalité, ce que j'appelle de l'hyperrationalité. En attendant, si l'on veut bénéficier des effets magiques, il faut accepter l'irrationalité et la déraison, il s'agit de les vivre simplement, dans l'isolement et le silence. Vivre l'irrationalité c'est être disponible à des phénomènes que l'on ne connaît pas et qu'on ne comprend pas. On rejoint ici la citation de l'Epître aux Hébreux que j'ai mise en exergue. C'est grâce à cet état de croyance que des changements vont s'opérer par le vecteur de la parole proférée et la force de l'image et du geste. La suggestion – auto- ou hétérosuggestion –, et qui n'est autre qu'une forme moderne de la pratique magique ancestrale, procède de cet état de croyance irrationnelle et c'est pourquoi elle parvient à capter certains pouvoirs de l'esprit conscient[277].

# LA CROYANCE DANS LA SUGGESTION

## Importance de la croyance dans la suggestion hypnotique

La croyance est partout présente dans les psychothérapies. Le thérapeute est constamment tenté de réintroduire partout subrepticement la croyance au changement. Regardons ce qui se passe. Les théories psychothérapiques fonctionnent d'une triple façon. Tout d'abord, elles prétendent être efficaces en utilisant les lois qui ont été clairement scientifiquement établies. Mais,

[277] Arrivé à ce point, on doit clairement distinguer l'hypnose en tant qu'état de conscience et la suggestion à l'œuvre dans cet état.

bien vite, elles élargissent leurs prétentions en fonctionnant alors comme un placebo impur[278]. C'est parce qu'elles seraient efficaces dans un certain domaine qu'elles pourraient l'être dans d'autres domaines périphériques. Elles fonctionnent alors comme rampe de lancement ou comme amorce pour d'autres changements supposés possibles[279]. Enfin, certaines théories – c'est le cas de l'hypnose – sont complètement irrationnelles et fonctionnent comme un « placebo pur » : le scandale est que, malgré leur irrationalité où grâce à cela, elles parviennent à produire des effets positifs ! A tout moment, l'esprit sent qu'il peut faire plus qu'il ne fait et c'est pour ne plus se retenir de faire ce qu'il est capable de faire qu'il s'ouvre à l'irrationalité.

En hypnothérapie, au moins les choses sont claires. Malgré ce que les tenants de l'hypnose médicale, l'hypnose, qui utilise à fond la suggestion pour opérer des changements, se donne à voir comme une pratique irrationnelle par bien des côtés. Les explications rationnelles que l'hypnothérapeute consent à donner au patient sur la nature et le fonctionnement de l'hypnose ne sont jamais suffisantes. Les hypnothérapeutes invoquent l'inconscient ou une super-conscience, ou la vie, la nature… Il y a toujours un déficit explicatif et un reliquat irrationnel. Les explications ne sont jamais à la hauteur des changements constatés. On peut gloser indéfiniment sur la nature de l'hypnose. Le concept d'hypnose est comme un flocon de neige dès qu'on le saisit, il fond entre les doigts. Pourquoi ? Parce que l'hypnose est d'abord un phénomène de croyance… en l'efficacité de l'hypnose !

Il n'y a pas de suggestion sans croyance. La croyance est implicite dans la suggestion. Quel est le contenu de cette croyance ? *Des changements peuvent s'opérer… dans l'état d'hypnose… sans qu'il y ait besoin de les comprendre… sans qu'on puisse les comprendre… d'autant plus qu'on ne les comprend pas… mais pour autant que cet état a déjà produit d'autres changements également incompris… !* L'irrationalité est le fondement même de son efficacité. C'est le principe même de la croyance (ou de la foi) bien étudié par les sages et les mystiques. L'hypnothérapeute s'appuie sur la croyance en l'efficacité de l'hypnose. Il suggère au patient que l'hypnose est

278 LEMOINE (2006).

279 Les théoriciens ont d'ailleurs la mauvaise habitude d'utiliser un concept opérant dans un domaine pour tout expliquer.

capable de produire des changements thérapeutiques sans qu'il soit besoin de les comprendre.

La suggestion va d'autant mieux opérer dans l'hypnose que celle-ci apporte un état de conscience caractérisée par le lâcher-prise, l'ouverture par rapport aux habitudes de penser et de vivre et l'ouverture aux paroles du thérapeute. C'est sous le couvert de l'état de conscience hypnotique que la suggestion opère. Mais ce qui est important, c'est l'état de croyance au changement sous-jacent et inlassablement stimulé, réactivé par le thérapeute.

On remarquera que l'hypnothérapie, à la différence de ce qui se passe dans les religions, les sectes et le chamanisme, dans lesquels la croyance est souvent chargée d'éléments dogmatiques culturellement marqués, offre un contenu de croyance épuré, réduit au minimum. Ce qui tendrait à confirmer que ce qui importe est moins le contenu de la croyance que l'expérience subjective qu'elle permet et le processus de transformation qu'elle initie[280].

Vue sous ce jour, la croyance, loin d'être le défaut de jeunesse des sociétés primitives, ou la funeste embrouille des sociétés avancées, en tout cas une tare honteuse dont l'humanité devrait bien se départir, devient une ressource. Grâce à l'expérience de la croyance, l'esprit active des processus qu'il ignore lui-même. La croyance a une fonction évolutive indéniable. L'esprit conscient sait faire bien d'autres choses que de répéter les mêmes processus. J'ai déjà cité Bateson qui déplore que l'homme s'habitue… à l'habitude. Grâce à la croyance, l'esprit conscient innove, crée. Sans croyance, le monde resterait immobile[281].

Donc, cessons d'adopter une posture de rejet à l'égard des croyances et des pratiques irrationnelles et essayons de voir comment l'irrationalité peut entraîner une réelle efficacité thérapeutique. Fort de l'autorisation de Jung à accueillir l'irrationnel, observons ce qui se passe lors d'une séance d'hypnothérapie.

Avant de passer au scanner les caractéristiques de la croyance à l'œuvre dans la suggestion hypnotique, j'effectue auparavant quelques rappels.

---

[280] Toutefois le contenu des croyances n'est pas neutre : son impact bénéfique ou nocif devra être évalué.

[281] Disant cela, je n'ignore pas les dégâts collatéraux que certaines croyances peuvent opérer chez les individus et dans la société. Il y a de bonnes et de mauvaises croyances.

## Psychologie de la croyance ordinaire

– Toute croyance a d'abord un contenu, elle est une forme de savoir : « *Je crois que la hauteur des gentianes en été prédit la hauteur de la neige en hiver... que les Blancs sont plus intelligents que les Noirs... que Dieu existe ou n'existe pas... que la masturbation rend sourd... que mon voisin nourrit de mauvaises intentions à mon égard... que la sauge a des vertus thérapeutiques... que tout attachement annonce un abandon...* » On remarquera que « les gens » déterminent la plupart du temps leur vie en fonction de croyances, beaucoup moins souvent en fonction de faits établis et prouvés. Il est à peine hasardeux de supposer que 80 % de leur savoir est un savoir de croyance ! Il existe une très grande variété de croyances qui affectent tous les territoires de la vie et du savoir : vie quotidienne, société, religion, sciences, arts, etc.

– La croyance est une posture à l'égard de la vérité. C'est une adhésion à un savoir qui n'est pas vérifié, qui n'est pas avéré. L'attraction terrestre ne donne pas lieu à croyance, c'est un fait prouvé : si je lâche mon portable, il tombera sur le sol. La certitude est fondée sur la répétition des phénomènes[282], on adhère totalement à la loi. Mais quant à savoir si la hauteur des gentianes en été a une valeur prédictive de la hauteur de neige l'hiver suivant...

– On fonctionne dans la croyance par habitude, par facilité, par paresse, par intérêt, par appartenance sociale, par choix, par acte de foi... La plupart du temps, les gens ne prennent pas le temps de vérifier leurs croyances, tiennent plus ou moins à elles, et d'ailleurs n'en ont pas toujours conscience. Certaines croyances n'apparaissaient pas en soi irrationnelles, elles peuvent sembler vraisemblables, simplement elles ne sont pas vérifiées. Certaines croyances sont complètement erronées : après vérification elles disparaissent. En fait, les croyances permettent aux gens de vivre dans un certain confort de vie et d'équilibre. Elles sont une sorte de variable d'ajustement aux difficultés de la vie.

– La croyance s'accompagne d'états émotionnels variés : enthousiasme, peur, colère, ressentiment, admiration, dégoût, espoir, ambition...

282 Même si, comme le note le philosophe Hume, l'induction n'est jamais totalement garantie.

Quelquefois, la croyance est neutre émotionnellement, elle ne fait « ni chaud ni froid » à son titulaire. D'autres fois, elle suscite de véritables états d'exaltation.

– Toute croyance a un effet pragmatique. Les sujets tirent les conséquences de leur croyance et agissent en conséquence. Généralement une croyance a toujours un lien interactif avec le monde ou avec les autres. Elle s'accompagne de la mobilisation d'énergie pour une action possible : connivence, rapprochement, distance, fusion, emprise, fuite, lutte… Il est amusant de constater que de nombreux individus peuvent se comporter rationnellement en conséquence d'une croyance pourtant erronée ou déraisonnable.

– Les thérapeutes s'intéressent aux croyances dans la mesure où elles sont des entraves à la vie des patients (croyances limitatives)[283] ou favorables à leur développement personnel (croyances positives). La croyance très particulière à laquelle je m'intéresse ici est la croyance dans le pouvoir transformant de la suggestion. On peut l'appeler aussi *croyance thérapeutique efficiente : c'est la croyance selon laquelle la croyance au changement thérapeutique crée le changement espéré***.** Et je la classe pour cette raison dans les croyances positives – dans la mesure évidemment où sa cible est positive pour l'évolution de la personne.

## Psychologie de la croyance en hypnothérapie

J'ai précédemment indiqué que la plupart des thérapies cherchent un fondement rationnel, mais j'ai aussi fait remarquer que, très vite, leur prétention à produire des changements déborde souvent leur assiette scientifique. L'avantage de l'hypnothérapie est qu'elle affiche clairement la couleur et invoque comme outil de travail principal la suggestion[284].

Dans la vie courante, la suggestion est la plupart du temps dénigrée et déplorée. Elle sert d'alibi ou de défausse à l'inexplicable. On dit « c'est de la

283 DILT, in *Croyances et santé* (1994), dans la perspective de la PNL, accorde un intérêt de premier ordre aux croyances.

284 Deux remarques : je n'oublie pas que la suggestion est aussi à l'œuvre dans la vie quotidienne, dans la vie économique et sociale, dans l'effet placebo, dans les pratiques religieuses et évidemment dans toutes les thérapies ; je n'ignore pas que de nombreux hypnothérapeutes refusent d'accorder de l'importance à la suggestion et s'en tiennent à une conception étatiste de l'hypnose.

suggestion » pour se débarrasser de ce qu'on ne parvient pas à expliquer. Mais on se garde bien d'expliquer pourquoi, malgré son inanité, elle peut être efficace ! S'il y a efficacité, on l'attribue à tout autre chose que la suggestion elle-même. Elle est posée comme une supercherie qui ne mériterait pas qu'on s'y arrête ou une ignorance qui a vocation à être dépassée. Pourtant, la suggestion constitue pour le thérapeute une petite merveille ! Voilà qu'une parole proférée ou une image présentée se transforment en acte ! Non, elle mérite bien qu'on s'y arrête !

Observons ce que dit en substance l'hypnothérapeute à son patient, c'est-à-dire ce qu'il lui demande de croire :

*– « Dans ce sommeil hypnotique [dissociation, dépolarisation] que vous êtes en train de vivre, un changement va se produire qui a un lien avec votre problème, pour lequel vous êtes venu consulter... votre mal-être, vos symptômes, votre souffrance...*

*– Des changements vont avoir lieu on ne sait pas à quel moment exactement, on ne sait pas très bien comment, on ne sait pas exactement lesquels, mais très bientôt... dans les instants qui vont suivre... ou plus tard [mobilisation des attentes, croyance au changement]...*

*– C'est très important que vous soyez très concentré sur mes paroles, uniquement sur mes paroles, que vous me fassiez confiance et que, porté par l'intention qui vous anime, dans un état de totale disponibilité, vous laissiez les images, les émotions, les symboles que suscitent ces paroles faire leur travail en vous... dans votre personnalité profonde...[suggestion.] »*

Ces paroles de proférence installent la suggestion. Evidemment, le thérapeute distille, instille ces paroles dans un discours soit plus abrupt (hypnose traditionnelle), soit plus paradoxal (hypnose éricksonnienne), soit plus ouvert (nouvelle hypnose)...

Le thérapeute utilise la suggestion pour créer un état de conscience hypnotique marqué par la dépolarisation de la conscience ordinaire, par le lâcher-prise, état excellemment favorable à d'autres suggestions plus ambitieuses que le thérapeute va ensuite développer.

Le thérapeute installe plusieurs croyances « irrationnelles » :

– Une certaine technique thérapeutique mystérieuse, à savoir l'hypnose, est favorable au changement.

– Le thérapeute a un pouvoir thérapeutique

– Le changement va se produire sans que le sujet utilise sa raison ou sa volonté.

– Le changement va surgir on ne sait trop comment, ni à quel moment.

– C'est en écoutant des paroles et en recevant des images que le changement va se produire.

– Le changement va s'opérer dans la personnalité profonde personnelle mais peut déborder les limites de la personnalité (si on est en hypnose humaniste).

On retrouve là toutes les caractéristiques de la posture magique décrite par Jung dans le *Liber novus.* Toutes ces croyances sont en quelque sorte irrationnelles. Mais on remarquera qu'en hypnose classique, le thérapeute n'invoque ni des puissances divines, ni des dogmes ! C'est une croyance « sécularisée », dépouillée en quelque sorte des superfétations culturelles ou religieuses. Le thérapeute demande simplement au patient de croire dans le pouvoir guérisseur de l'hypnose. En hypnose humaniste, la croyance porte toutefois sur des changements qui dépassent les limites de la personnalité.

Toutes ces croyances sont irrationnelles et le thérapeute cultive au maximum cette irrationalité pour créer un état particulier. Sans cette irrationalité, la thérapie retomberait dans le raisonnable et le volontaire. Or il est impératif de sortir du registre du rationnel et du volontaire. C'est la spécificité de l'hypnose d'installer cet état et d'en attendre des changements.

Cet état peut être produit hors hypnose, par exemple dans les exercices de pleine conscience, de méditation. La particularité de l'hypnose est qu'elle implique deux personnes engagées dans la croyance au changement. En hypnose, on est dans une situation duelle, dans une sorte de bulle. Melchior[285] décrit comment c'est un jeu à deux qui consiste pour le thérapeute à faire croire et au patient à le laisser aller à croire. L'hypnose est une croyance partagée. C'est là sa force de compression.

---

285 MELCHIOR (1998).

Il y a certes des patients qui, par prédisposition neurologique ou histoire de vie, sont facilement suggestionnables. Ils sont rapidement capables de fonctionner dans un registre non réflexif, non volontaire, avec un affaiblissement de la conscience[286]. Avec eux, il sera facile d'obtenir des résultats anecdotiques qui vont justifier par la suite des effets plus ambitieux. Dire qu'un patient est suggestionnable signifie d'abord qu'il est capable d'éteindre certaines zones de la conscience pour permettre à une excitation forte de s'imposer et à des processus hors normes de se produire.

On oublie trop souvent que le thérapeute lui-même peut rencontrer quelques difficultés à manier la suggestion. Pour le thérapeute, cela ne va pas forcément de soi de croire que des changements sont possibles par d'autres voies que les voies rationnelles. Certains thérapeutes ont un véritable charisme dans le maniement de la suggestion. Mais pour d'autres, attachés à la pensée scientifique, c'est une difficile gageure. Je pense que les formations à l'hypnothérapie n'insistent pas suffisamment sur cette difficulté. Ainsi voit-on des stagiaires rester de piètres hypnothérapeutes parce qu'ils n'ont pas suffisamment travaillé leur capacité de croyance irrationnelle. La croyance implique un lâcher-prise par rapport à la rationalité ordinaire.

## Le paradoxe de la croyance probable

Il est important que la croyance au changement soit irrationnelle. L'irrationnel, et cela, Jung l'a bien remarqué dans le *Liber novus*[287], suppose l'incompréhension et l'incertitude quant à l'occurrence. On croit que les phénomènes irrationnels vont surgir mais on ne sait ni où, ni quand, ni comment. Ces phénomènes sont anticipés comme aléatoires. S'ils relèvent d'une science, ce ne peut être que de la science… du chaos et de la probabilité. L'incertitude porte à la fois sur les moyens mais aussi sur les buts. Le patient a une intention de changement, il ne sait pas comment le changement va opérer, ni ce qui va se faire exactement. En hypnothérapie, il est surprenant de découvrir que les changements qui se sont opérés ne sont pas forcément ceux qui étaient escomptés.

---

286 CHAUCHARD (1970), pp. 74-75 ; p. 56.

287 JUNG (2012).

Toutefois, une des particularités de la croyance à l'œuvre dans la suggestion est qu'elle doit être non seulement irrationnelle… mais vraisemblable ! Certes, plus le patient vit l'irrationalité, plus il permet à la conscience de devenir l'opérateur de changement. Mais l'irrationalité absolue peut être vécue comme une impossibilité semant le doute : dans ce cas, elle bloque la disponibilité au changement et va à l'encontre de l'effet recherché. Il y a un paradoxe. Pour que l'irrationalité fonctionne, il faut que le patient vive la croyance comme irrationnelle, certes, mais en même temps elle doit lui apparaître quelque part comme possible, plausible. La possibilité lui donne un statut de probabilité. Si l'on observe bien le « croyant », on ne peut manquer de remarquer que, même au plus fort de son adhésion à l'irrationalité, il y a toujours, tapie quelque part dans son esprit, la référence à une possibilité. Il est important que le croyant se situe du côté de la possibilité et non du doute. Marc exclut que le croyant « hésite dans son cœur » (XI, 22) Une croyance irrationnelle efficace est une croyance plausible.

D'abord, le patient adhère à l'irrationnel sous le couvert de plus ou moins vagues considérations philosophiques ou religieuses qui ouvrent un champ de possibilités :

– « *On ne sait pas tout de la réalité et beaucoup de choses actuellement impossibles deviendront un jour possibles…*

*– La conscience a des pouvoirs…*

*– Les miracles sont possibles…*

*– Il existe des coïncidences étranges…* »

Ou sous le couvert de constats pragmatiques :

– Préalables : Le thérapeute a un pouvoir thérapeutique avéré (notoriété publique, témoignage d'ami…).

– Ou subséquents : le patient lui-même constate des effets surprenants (une catalepsie, une amnésie, une insensibilité…)[288].

Le sujet pense qu'un changement peut se produire sous le couvert de quelque chose. Ce quelque chose va agir comme un levier ou une amorce. Une boucle amplificatoire se produit : les effets constatés augmentent la croyance en son efficacité. Il se produit une sorte d'amplification. Les résultats justifient d'autres résultats. La zone du possible s'élargit au fur et à mesure des résultats. Après l'amorce de départ, un cercle vertueux se forme et le mouvement tourne de lui-même.

Toutefois, il faut aussi que l'effet escompté ait un lien avec le champ de préoccupations du patient. Si l'effet attendu est perçu comme farfelu ou ridicule, inutile, étranger à sa vie, le patient versera cet effet dans la catégorie des changements impossibles. Par exemple, le patient résistera à l'idée que le changement de la couleur de ses yeux est possible mais adhèrera à l'idée d'un arrêt de la dépression. On le verra plus loin, il faut que le patient perçoive que le changement est situé sur la ligne de vie personnelle (ce que Jung appelle le Soi).

En résumé, pour que la croyance au changement soit efficace, il faut à la fois que la croyance soit irrationnelle et en même temps qu'elle s'accompagne d'un sentiment de probabilité fondé sur la vraisemblance. L'irrationnel, sans devenir rationnel, accède au rang du possible et acquiert le statut du probable/plausible.

Le sujet se trouve dans un état d'esprit intermédiaire entre l'absolue certitude qu'un évènement va se produire (c'est la tranquille assurance du technicien fondant son action sur la prédiction scientifique) et le sentiment de l'impossibilité absolue que cet évènement advienne. Il est contre-indiqué que le sujet soit dans l'irrationalité absolue, car celle-ci démobiliserait toutes ses énergies. Entre la certitude scientifique et l'impossibilité irrationnelle se creuse un fossé qu'occupe la croyance plausible.

La croyance au changement est un vécu subjectif complexe : un passage dans le vide, avec une volonté désactivée ; une mise sous pression par un

---

288 On notera à ce propos que des petits effets qui ne sont pas forcément le fait de la suggestion sont attribués à l'effet de la suggestion (par exemple un bras dressé retombe autant sous l'effet de la fatigue que de la suggestion !).

effet d'attente ; des sentiments tantôt de joie, de sérénité, de tranquille confiance, tantôt d'enthousiasme, d'exaltation, de sidération ; une posture corporelle marquée par l'ouverture de la poitrine et l'élargissement de la respiration…

La foi dans le changement est une expérience étrange. C'est dans l'ouverture à l'irrationnel et la tension vers le probable que se creuse une force transformatrice. Il faut toute la subjectivité d'un possible probable pour que se réalise le changement espéré. Une fois que le résultat est obtenu, le probable devient le certain et le certain élargit la zone du probable. La croyance rend possible ce qui paraît impossible. C'est une sorte de forçage des limites ou de dépassement du réel. Elle suscite le déclenchement des processus qui vont réaliser le changement thérapeutique.

Cette expérience de croyance irrationnelle et probable, activée chez le patient par le thérapeute, crée une dynamique qui emporte toutes les habitudes de pensée et d'action stériles, capte les ressources inconnues du potentiel humain, entraîne le patient sur des voies biologiques ou physiques encore inexplorées par la science. Probablement que le patient en a la préscience. Il n'y a pas de raison d'empêcher l'esprit du patient de faire ce qu'il sait faire, en l'enfermant par exemple dans des programmes limitatifs.

Je suis convaincu que l'obsessionnel qui a tant besoin de recourir à la pensée magique débusque l'existence de ce pouvoir, tout en craignant par-dessus tout d'en faire un usage maléfique qui lui échapperait.

C'est toujours sous le couvert de quelque chose que la croyance opère. Le croyant est toujours quelque part en position « méta ». Mais il y a intérêt à réduire au maximum la couverture dogmatique, en sorte que la croyance ne s'appuie que sur la croyance… en l'efficacité de la croyance. C'est ce que j'appelle une croyance pure. Mais, pour obtenir cette croyance pure, il faut opérer tout un travail sur soi et développer un véritable entraînement. Je défends une conception de la croyance respectueuse de la personne. Il ne s'agit pas d'embarrasser la personne de dogmes complexes[289] mais de revenir au simple pouvoir de la croyance : si je crois que quelque chose est possible, j'active le pouvoir de l'esprit. Il faut arrêter d'invoquer tout et n'importe quoi et se recentrer sur le seul pouvoir de l'esprit. Ma posture est

[289] Cela n'exclut pas que le croyant s'appuie sur des symboles vecteurs du changement.

strictement psychologique. C'est pourquoi je parle d'une « croyance sécularisée[290] ». Il s'agit de réduire au maximum la voilure dogmatique et de permettre l'ouverture au champ des images, des symboles, des mythes, dans une posture d'immersion.

Evidemment, la question se pose de savoir ce qui se passe exactement, comment ce type de croyance peut être efficace. M'appuyant sur Jung, je vais tenter plus loin un regard qui ne relève pas de la rationalité classique mais d'une autre rationalité qui fait éclater les cadres de la pensée et de la pratique.

## Comment l'hypnothérapeute cultive la suggestion

Le contexte hypnotique de ce point de vue est hyper-favorable à l'éclosion et au déploiement de la suggestion et à ses effets bénéfiques. C'était une idée-force de Bernheim. J'ai déjà dit que la suggestion est un phénomène universel qui se produit en dehors du contexte hypnotique. On peut comparer la suggestion à une de ces forces physiques qui structurent l'Univers. Tout ce que j'ai dit des caractéristiques de la croyance au changement peut très bien s'opérer hors contexte hypnotique dans un rapport de l'individu avec lui-même. On parlera d'autosuggestion. Le contexte hypnotique crée une hétérosuggestion dont le but serait avant tout en première approche de susciter une autosuggestion, à une réserve près que je formulerai plus loin.

En hypnose, le thérapeute suggère constamment au patient de faire ou de ne pas faire quelque chose. En hypnose classique, utilisant la suggestion, il installe un état de conscience caractérisé par la dépotentialisation de la conscience ordinaire (dissociation) et la suspension de l'activité volontaire (automaticité, lâcher-prise). A l'instar de ces logiciels informatiques qui permettent à un opérateur de « prendre la main », en plein consentement, sur l'écran d'un tiers, l'hypnothérapeute prend momentanément le contrôle du psychisme du patient avec son plein accord pour susciter des changements d'abord anecdotiques, puis, sur cette base, des changements beaucoup plus importants touchant à sa souffrance. Le thérapeute installe, soutient, accompagne, développe chez son patient la croyance en un changement irrationnel mais probable, croyance dont il attend qu'elle capte et active le

290 Il me semble intéressant de préciser ce qu'on pourrait appeler « une bonne croyance » à effet thérapeutique positif et déontologiquement acceptable. Ce pourrait être l'occasion de jeter les bases d'une déontologie de la croyance, débarrassée de tous les fatras dogmatiques.

pouvoir de l'esprit. En hypnose autoritaire, le thérapeute garde jusqu'au bout la délégation, en nouvelle hypnose, le thérapeute passe très vite le relais en sorte que l'hétérosuggestion devienne autosuggestion. En hypnose humaniste, le thérapeute ouvre le patient à la Conscience Universelle supposée prendre le relais. On peut toutefois se demander si cette Conscience Universelle n'est pas l'autre nom du pouvoir de l'esprit à l'œuvre dans toute forme de suggestion.

Quels facteurs l'hypnothérapeute a-t-il le loisir de faire varier pour donner à la croyance un maximum de puissance thérapeutique ?

– Considérant que l'hypnose est un état de conscience extrêmement favorable à la suggestion, il veille constamment à entretenir cet état d'hypnose (déconnexion réflexive et volontaire, lâcher-prise et automaticité).

– Il veille à installer la croyance au changement sur la base de petits résultats anecdotiques installés (une insensibilité du bras, le collage des mains, un oubli de prénom…).

– Il mobilise sans cesse les attentes au changement. Pour que la croyance soit efficace, il faut aussi un effet attendu de la croyance : ce que Chopra appelle une « intention » [291] . Le changement visé concernera un comportement ou un symptôme précis, une logique de fonctionnement plus générale, et, de façon encore plus élargie, le sens de la vie ou ce qui est bon pour la personne. Donc, il faut une orientation vers quelque chose d'attendu, mais qui peut être plus ou moins précisé. Quelquefois, il peut y avoir une intention sans contenu : il n'y a plus rien, l'intention n'est plus que silence intérieur. Le patient est comme le tireur à l'arc[292] : il perd momentanément sa cible pour mieux la retrouver et l'atteindre.

– Il introduit un contexte d'irrationalité, l'intention s'accompagnant d'une totale disponibilité, d'un total lâcher-prise, d'une indifférence quant aux moyens. Les choses vont advenir. Comment ? Le patient n'en sait rien, il n'est plus dans la volonté, ni dans l'organisation, ni dans la programmation. Les choses vont changer toutes seules, en tout cas, en faisant autre chose que des démarches rationnelles caractérisant la plupart des instants de la vie quotidienne. Le thérapeute introduit le patient dans une zone

---

291 CHOPRA (2004).

292 HERRIGEL (1970).

d'indétermination, qui est le règne de l'imprévisible, de l'aléatoire et de l'improgrammable. Et, en même temps, il s'appuie sur les croyances préalables et subséquences du patient.

Grâce à la suggestion, l'hypnothérapeute favorise un état d'isolation contextuelle du couple patient/thérapeute, un lâcher-prise, un état d'irrationalité, une intention, une disponibilité patiente quant au moment et aux résultats, une attente silencieuse. C'est dans ce contexte que la parole suggérée devient proférante et l'image suggérée transformatrice.

# LES DOMAINES DE L'EFFICACITE SUGGESTIVE. RECONFIGURATION, TRANSDUCTION ET TRANGRESSIVITE

Quels gains thérapeutiques est-il possible d'espérer de la croyance au changement véhiculée par la suggestion hypnotique ? Difficile question. Beaucoup de sages et de mystiques ont accordé à la croyance un pouvoir quasi sans limites, considérant qu'elle ouvrait à l'infinité des possibles.

Dans la tradition hypnotique, l'expérience subjective de la croyance au changement suscitée par l'hypnothérapeute peut opérer trois types de changement :

## 1. Une reconfiguration psychique et comportementale

Sous hypnose, les croyances au changement du patient modifient sa personnalité, réorganisent ses patterns comportementaux (ses apprentissages inadaptés), modifient ses processus psychiques (ses logiques névrotiques), effacent ses symptômes. Cette reconfiguration se fait en aveugle, dans la boîte noire du cerveau, dans la personnalité consciente et inconsciente.

Pour prendre une métaphore informatique, c'est comme si se produisait un « reset » des fonctionnements habituels suivi d'une réinstallation plus adéquate en fonction des objectifs de vie poursuivis. On touche ici à l'information circulante gouvernant les comportements.

## 2. Une modification de la structure corporelle humaine par le phénomène de transduction

Le terme est de Rossi[293]. La croyance est capable de modifier directement la structure corporelle : d'affecter le fonctionnement du système nerveux autonome, du système endocrinien, du système immunitaire, du système neuropeptidique et de supprimer les symptômes psychosomatiques qui en découlent ; selon Rossi, elle est capable aussi de moduler l'expression génétique[294]. Il s'agit là de changements que la volonté humaine est incapable de produire directement car elle se heurte à ce qu'il est convenu d'appeler la barrière endopsychique.

## 3. Une modification du monde par le phénomène de transgressivité

Certains auteurs supposent que la conscience croyante permet de modifier l'environnement du patient en passant la frontière de la personnalité. Le terme de transgressivité renvoie aux propriétés de l'archétype de Jung. L'archétype, en tant que forme de représentation a priori et potentiel d'énergie psychique, constelle aussi bien dans le domaine physique que dans le domaine psychique. Or le travail du sujet sur lui-même active les manifestations de l'archétype à de multiples niveaux. Grof[295], quand il parle de « conscience transcendantale » est sur la même ligne. Enfin Chopra[296], s'appuyant à la fois sur la physique quantique et sur l'hindouisme, évoque le pouvoir de l'esprit sur le monde pour infléchir les évènements.

Le lecteur peut se demander en quoi la modification des évènements a quelque chose à voir avec le changement thérapeutique car le changement espéré vise au premier chef la transformation du psychisme et du corps. Mais la modification des évènements, du contexte conjugal, familial, amical, socio-

---

293 ROSSI (1994).

294 ROSSI (2005).

295 GROF (1984 et 1998).

296 CHOPRA (1990 et 2004).

économique peut être thérapeutique, soit pour délivrer le sujet de souffrances insupportables, soit pour favoriser son épanouissement personnel[297].

Ces considérations ouvriraient la possibilité que l'hypnothérapeute non seulement induise l'autosuggestion après une phase d'hétérosuggestion mais aussi agisse directement sur la personnalité du patient. Si la transgressivité existe, pourrait-on imaginer alors que le thérapeute, à l'instar de ce que prétendent réaliser le guérisseur et le chaman, agisse directement sur le patient et sur le monde ?

Les phénomènes de synchronicité relèveraient de ce même pouvoir. L'état d'esprit du patient et du thérapeute favoriserait ces évènements surprenants. Leur intérêt serait d'apporter une information sur ce qui est important dans la vie des personnes.

# VERS UNE HYPERRATIONALITE

## Une conscience opératrice de changement

La thèse d'inspiration jungienne que je soutiens présente deux côtés paradoxaux :

– D'un côté, la croyance présente un côté irrationnel, mais c'est cette irrationalité qui rend possible son efficacité. Le but de la croyance est de capter le pouvoir de l'esprit conscient. La croyance – je préfère dire l'état subjectif de croyance – permet l'activation de ce pouvoir. La conscience se trouve en quelque sorte modifiée par cet état de croyance et c'est ce qui lui confère son pouvoir.

– D'un autre côté, si le sujet accepte l'irrationalité, s'il entre dans un état subjectif d'acceptation de l'irrationalité, cela ne signifie pas que tous les processus de changement captés soient irrationnels en soi. Mais certains ne sont plus rationnels au sens limité de la rationalité classique. Je propose de les qualifier d'« hyperrationnels ». Ils relèveraient d'une Raison supérieure, d'une Raison située au-delà de la raison raisonnable. On remarquera que Jung, dans

297 Quand je pose une intention dans le contexte hypnotique, je m'exprime ainsi : *« Vous pouvez demander à votre inconscient profond de vous donner les ressources nécessaires et aux évènements de vous être favorables. »*

le passage du *Liber novus* cité plus haut, n'écarte pas l'idée paradoxale de cause… incompréhensible !

C'est l'état de croyance au changement qui permettrait à la conscience de se modifier et sur la base de cette modification d'accéder au rôle d'opérateur. *Le point important à souligner (je le présente comme une hypothèse) est qu'il faut considérer la croyance au changement comme un authentique état modifié de conscience, comme un état de transe. C'est cet état qui confèrerait à l'esprit des pouvoirs particuliers lui permettant de s'affranchir des catégories classiques de l'espace-temps-causalité et d'accéder à un autre ordre d'action et de connaissance. A partir de là, l'esprit conscient opèrerait des changements non seulement sur lui-même (il activerait son pouvoir de guérison) mais aussi sur le monde (il affecterait les évènements eux-mêmes)*[298].

Mais alors, que peut-on dire de cette hyperrationalité et de ses pouvoirs ? On est ici quelque peu gêné. Car, d'un côté, on sait qu'on ne peut pas comprendre et, d'un autre côté, on a envie de mieux comprendre ce qu'il n'y a plus lieu de chercher à comprendre… On peut sortir de l'impasse en recourant à un principe que l'on cesse de vouloir comprendre mais dont on recherche plutôt les conditions d'expression ou d'activation. Ce principe est la *force symbolique* qui fonde l'existence d'une causalité que j'appelle également symbolique.

## L'acausalité et l'efficacité symbolique

### A. Le principe acausal

D'abord, on suppose l'existence d'un principe acausal[299]. On ne parle plus de causalité mais d'acausalité. Cela signifie qu'il se passe quelque chose hors normes, qu'il existe des phénomènes qui échappent à la causalité classique, à la contrainte de l'espace-temps, au principe de la conservation de l'énergie.

Où trouve-t-on l'énoncé de ce principe ?

– Chez le philosophe allemand Arthur Schopenhauer (1788-1860), l'expression est brillante : « Les évènements d'une vie humaine se trouvent (…) dans des connexions de deux espèces foncièrement différentes : d'abord dans la connexion objective et causale des processus naturels ; et ensuite dans

298 Cette thèse est largement développée par Chopra.

299 Je préfère quant à moi garder le concept de causalité mais en l'affectant du qualificatif de « symbolique ».

une connexion subjective qui n'existe que par rapport à l'individu qui l'éprouve (...). Ces deux espèces de connexions existent simultanément, et le même évènement, bien qu'il soit un maillon de deux enchaînements totalement différents, s'insère néanmoins dans l'un et l'autre [300] (...). » Schopenhauer s'inspire d'un autre philosophe, Leibniz, qui avait posé l'existence de l'harmonie préétablie.

– Chez le biologiste Kammerer, qui étudia la sérialité. Il la définit ainsi : « La récurrence régulière de faits ou d'évènements identiques ou semblables, récurrence ou assemblage dans le temps ou dans l'espace telle que les membres individuels de la séquence (...) ne sont pas reliés par la même cause active[301]. » Kammerer veut prouver dans son livre *Das Gesetz der Serie* (1919) « que les coïncidences, isolées ou en série, sont les manifestations d'un principe universel de la nature qui opère indépendamment de la causalité physique ».

– Dans la correspondance de Jung et Pauli[302], le premier s'inspirant de la psychologie des archétypes, le second de la théorie quantique et plus particulièrement du principe d'exclusion. Ces auteurs suggèrent l'existence d'un principe acausal à l'œuvre dans les phénomènes de synchronicité.

**B. Le principe de similarité**

– Kammerer et Pauli-Jung notent que les évènements qui se produisent de façon acausale, soit en succession (Kammerer), soit en synchronicité (Pauli/Jung), sont en en lien de similarité. La théorie des archétypes est la conséquence directe du principe de similarité. L'archétype est à la fois une forme structurant le monde et ses représentations. Mais c'est aussi un principe dynamique ayant une énergie propre qui tend à la reproduction et à la transformation. Cette énergie est spécifique, elle qui n'a rien à voir avec l'énergie de la thermodynamique. Une citation de Murray Stein résume le propos : « Les archétypes sont (...) doués d'une initiative propre et d'une énergie spécifique. Ils peuvent aussi, à la fois, fournir la forme symbolique qui leur est propre, une interprétation chargée de sens, et intervenir dans une situation donnée avec leurs propres impulsions et leurs propres pensées[303]. »

---

300 KAMMERER, *Das Gesetz der Serie*, cité par KOESTLER, *Les racines du hasard* (1972), pp. 138-139.

301 KOESTLER (1972), p. 109.

302 JUNG & PAULI (2000) ; voir également PEAT (1988).

303 MURRAY STEIN, *Karl Gustav Jung*, pp. 78-79, in article Wikipedia « Les archétypes ».

– Claude Lévi-Strauss, dans son article de 1949 « L'efficacité symbolique », décrit les pratiques chamaniques des Indiens de la République de Panama. Il montre comment le chaman opère des changements thérapeutiques en faisant passer d'un niveau (psychique) à l'autre (organique) des formes similaires : « Il s'agirait chaque fois d'induire une transformation organique consistant essentiellement en une réorganisation structurelle, en amenant le malade à vivre intensément un mythe, tantôt reçu, tantôt produit, et dont la structure serait, à l'étage du psychisme inconscient, analogue à celle dont on voudrait déterminer la formation à l'étage du corps. L'efficacité symbolique consisterait précisément dans cette propriété inductrice que posséderaient, les unes par rapport aux autres, des structures formellement homologues pouvant s'édifier, avec des matériaux différents, aux différents étages du vivant : processus organiques, psychisme inconscient, pensée réfléchie[304]. » Cette citation est essentielle.

– Sheldrake[305], de son côté, parle de structures morphiques.

– Frazer avait bien pointé que la magie procède par similitude et contiguïté. Pour lui, la logique de la magie obéit à deux lois : la loi de sympathie, « Le semblable appelle le semblable », et la loi de contagion, « Ce qui a été mis en contact continue à agir à distance »[306].

Tous ces auteurs pointent l'existence d'un processus essentiel : les formes ont tendance à se reproduire à des niveaux différents. Lévi-Strauss parle d'induction, Frazer de contagion, Jung de constellation. L'idée de base est qu'il existerait une dynamique spontanée de formes primordiales qui induirait leur reproduction. Je propose d'utiliser le terme « force symbolique » pour désigner cette dynamique spontanée ou induite des formes primordiales.

Il existerait une tendance à la diffusion de formes universelles. Ces formes structurent l'esprit et la matière, les individus, les sociétés et le monde et son évolution. Potentiels d'énergie, elles sont dynamiques, elles tendent à l'expression et à l'expansion. Elles se propagent d'un niveau de réalité à l'autre, par-delà l'espace, le temps et la causalité classiques. Ce principe de similitude est à l'œuvre dans les symboles, les fantasmes, les métaphores, les

304 LEVI-STRAUSS, « L'efficacité symbolique », in *Anthropologie structurale,* p. 231.

305 SHELDRAKE (2002, 2003).

306 FRAZER, *Le rameau d'or*, cité par Midol, in COLLOT (2008), p. 156.

figures fractales, les algorithmes, les champs morphiques, les hologrammes. Le point important est que ces formes sont dynamiques et tendent à la diffusion.

Mais, d'autre part, si cette prolifération est un processus naturel, les auteurs suggèrent aussi qu'il ne serait pas impossible d'induire le passage d'une même « forme » d'un niveau à l'autre. Si les formes tendent naturellement, sans intervention humaine, à la diffusion – on voit ce principe à l'œuvre dans l'évolution du monde –, il devient envisageable de capter ou de susciter cette tendance. Précisément, il serait possible d'induire ce passage par le recours à la suggestion, et tout particulièrement dans les conditions optimales que réalise l'hypnothérapie. La suggestion peut alors apparaître comme un processus d'activation de la force symbolique. La parole, l'image ou le geste, supports de la suggestion, induisent une trans-formation. L'efficacité symbolique n'est possible que par l'activation de la force symbolique qui agit d'un plan à un autre. L'induction opère à des niveaux différents : au sein d'un même individu ; d'un individu à un autre individu ; d'un individu au monde des évènements, autrement dit d'un système à un autre système.

Mais la suggestion n'est active qu'à la faveur d'une certaine modification de la conscience. La conscience « croyante », je veux dire modifiée par un état de croyance (en l'efficacité symbolique !), est au cœur de la suggestion, aussi bien dans celle du patient que dans celle du thérapeute. Elle est l'opératrice de ces changements. C'est la croyance qui permet au sujet de se placer dans la dynamique acausale. Le sens commun l'affirme : pour que des changements opèrent, *« il faut y croire »*. C'est l'effet de la croyance que la magie traditionnelle a toujours cherché à capter, que les religions ont parfaitement repéré et exploité, que la suggestion moderne (avec ou sans hypnose) continue de cultiver[307].

Il n'est pas donné à tout le monde de croire en l'efficacité thérapeutique. Il s'agit d'un acte psychique complexe, un savoir-être subtil. Il faut s'être formé ou entraîné. Sans doute aussi faut-il que la croyance advienne dans une conscience modifiée par une ascèse mentale (concentration, pleine conscience, méditation, ouverture esthétique, sens du sacré…). Chopra

---

307 On peut également se demander si l'efficacité de l'homéopathie ne repose pas sur ce principe.

utilise le terme de « conscience quantique » pour désigner cette conscience qui s'affranchit de l'espace-temps et opère selon un principe acausal[308].

La suggestion n'est ni un acte de volonté, ni un ordre, ni un acte d'imitation, ni un abandon de soi à l'autre : en tous cas, elle n'est pas que cela. C'est fondamentalement un acte de croyance en une efficacité subversive. L'affaiblissement psychique caractérisant la suggestibilité n'est qu'une condition favorable pour le déploiement d'une influence efficace mais non son principe. C'est en cela qu'elle mérite nos éloges.

### C. Le problème du respect de la conservation de l'énergie

L'usage du terme force symbolique soulève une première difficulté. L'exercice de cette force ne doit impliquer aucune dépense d'énergie. Le principe thermodynamique de conservation de l'énergie doit être respecté. On admettra que le terme de « force » est ambigu. Il n'est pas du même ordre que les quatre forces physiques répertoriées : l'interaction nucléaire forte, l'interaction nucléaire faible, l'interaction électromagnétique, la gravitation.

C'est un problème que s'est posé le biologiste Eccles (1997). Son questionnement est différent du nôtre, mais il rencontre la même difficulté. Eccles, s'inspirant de Beck, se demande comment l'esprit peut agir sur le cerveau sans transgresser les lois de la conservation de l'énergie. Il fait l'hypothèse que la pensée agit directement sur les neurones en agissant sur l'exocytose : « Si l'influence mentale [est] capable d'accroître momentanément la probabilité, l'esprit [peut] agir efficacement sur le cerveau sans violer les lois de la conservation de l'énergie (…) » (176) ; « Nous avançâmes l'hypothèse clé que l'intention mentale du moi a une action réelle sur le plan neuronal en augmentant momentanément les probabilités d'exocytose dans l'ensemble d'un dendron et harmonise ainsi le grand nombre d'amplitudes, de probabilités pour produire une action cohérente » (177). Eccles apportait donc une réponse probabiliste à son problème.

La même question se pose quand on envisage une action de l'esprit sur les autres niveaux humains mais aussi sur les évènements du monde. Comment

308 CHOPRA, *Le corps quantique* (1990).

les formes peuvent-elles se diffuser d'une façon acausale sans entraîner de dépense d'énergie et en respectant les déterminismes ?

### D. Le problème du respect des déterminismes

#### La théorie physique du hasard

Une première réponse est apportée par la physique classique. Carnot définissait le hasard comme la rencontre de séries causales indépendantes. La force symbolique peut donc utiliser les interstices fournis par le hasard pour inscrire ses effets sans abolir les déterminismes.

#### La théorie mathématique de référence : la théorie du chaos

La théorie mathématique du chaos permet d'aller plus loin. On se souvient que Jung dans le texte du *Liber novus* a invoqué le chaos.

Qu'est-ce que la théorie du chaos ? Je m'appuie sur les remarques d'Ivar Ekeland[309] dans son excellent petit ouvrage *Le chaos* : « La théorie du chaos est (...) un ensemble de résultats mathématiques, qui a sa vie propre, indépendamment du fait qu'elle s'applique ou non à des phénomènes observés » (92). La théorie du chaos a une double face :

– D'un côté, la théorie décrit comment le chaos s'installe dans les systèmes déterministes à la faveur d'infimes écarts : « Elle étudie comment (...) des mécanismes peuvent acquérir au cours de leur mouvement une liberté dont ils ne jouissaient pas au départ » (24). « L'effet papillon » est une illustration de l'amplification : « C'est dans l'amplification des petites déviations que se loge le hasard » (28).

– Mais, d'un autre côté, elle montre comment dans un système purement chaotique s'installent des régularités qui n'étaient pas prévues et que les mathématiciens nomment des attracteurs : « Les attracteurs, quel que soit le point de départ des phénomènes, attirent les phénomènes vers les mêmes trajectoires, mais le hasard reprend le dessus et le mouvement redevient aléatoire » (59-61).

L'intérêt de la théorie du chaos est d'ouvrir un pont entre les systèmes déterministes et les systèmes stochastiques par le biais des attracteurs qui

[309] EKELAND (1995).

créent des états naturels tout en maintenant le hasard. « Si la théorie du chaos paraît tellement intéressante aux chercheurs (…), c'est qu'elle leur ouvre une (…) possibilité, celle de proposer un modèle déterministe, mais chaotique » (98) ; « C'est là l'apport de la théorie du chaos, proposer un modèle déterministe, c'est aussi laisser un espace au hasard, une dimension à l'imprévisible. Le système est confiné sur son attracteur étrange, certes ; mais son mouvement sur l'attracteur nous échappe » (102). La théorie articule le hasard et la nécessité (60).

**L'impact de la causalité symbolique sur les évènements**

Mon hypothèse est que la conscience croyante intentionnelle opère d'une double façon : sur les systèmes déterministes pour amplifier et accélérer les écarts abolissant ou déréglant les déterminismes ; sur les systèmes chaotiques en créant des régularités produites par les attracteurs. La conscience croyante créerait des attracteurs attirant les phénomènes intentionnés sans jamais en garantir l'exécution puisqu'ils demeureraient toujours aléatoires. On peut aussi imaginer qu'elle créerait le chaos pour mieux ensuite l'organiser.

Comment la force symbolique infléchit-elle les évènements, tout en respectant la causalité classique et la conservation de l'énergie ? La solution trouvée est celle d'une augmentation ou une réduction de la probabilité qui, jouant sur le hasard, sans modifier les lois classiques de l'espace-temps-causalité, imprimerait en quelque sorte aux phénomènes une courbure ou un écart.

La métaphore de « la bille » illustre le processus d'augmentation probabiliste. Imaginons un drap tendu, fermement tenu et tendu aux quatre coins par quatre personnes et percé en son centre d'un trou pouvant laisser passer la bille. Imaginons des joueurs, jouant tour à tour par des chiquenaudes à pousser la bille dans le trou. Il est convenu que la victoire reviendra au joueur qui sera le plus rapide. Le déplacement de cette bille sera fonction de l'impulsion mécanique donnée par l'index du joueur : direction, force, rotation… Il y a peu de chances pour que la bille atteigne rapidement l'objectif, sauf si un joueur est particulièrement habile. Imaginons maintenant qu'un petit lutin facétieux placé sous le drap, complice d'un des joueurs, pince celui-ci légèrement au niveau du trou. Dans ce cas, une pente imperceptible (c'est le « clinamen » des épicuriens) va être créée qui attirera subrepticement la bille à cet endroit. Le joueur ainsi soutenu va être avantagé. L'influence de ses chiquenaudes se conjuguera avec celle de la pente du drap. Cette métaphore illustre le processus initié par la force symbolique : la suggestion augmente la probabilité qu'un évènement se produise. Toutefois, comparaison n'est pas raison. La métaphore utilise une causalité mécanique classique. Dans le cas de l'efficacité symbolique, la courbure imprimée aux évènements est acausale.

Une autre métaphore illustre le processus de réduction probabiliste. Dans les rivières, des tourbillons se forment et s'auto-entretiennent. Il suffit qu'à la périphérie du tourbillon se crée par hasard une petite perturbation, un écart, pour que le tourbillon se disperse et s'efface.

En résumé, la force symbolique pour s'exercer utiliserait le hasard pour aller dans une certaine direction en faisant converger des séries causales indépendantes, en produisant et amplifiant des écarts déréglant les systèmes déterminés, en attirant des phénomènes chaotiques dans une certaine direction. Dans tous ces cas, elle agirait comme un réducteur ou augmentateur de probabilité.

**E. Une nouvelle forme de connaissance**

La force symbolique à l'œuvre dans la suggestion introduit à une nouvelle forme de connaissance. Un phénomène, ce n'est plus seulement ce qui est observé par la conscience mais c'est cela même que crée cette conscience. Le concept important est celui d'imagination créatrice. La connaissance n'est pas simple observation d'un phénomène indépendant. Elle devient acte de création. C'est la définition même de la proférence. On rejoint le sens biblique du mot « connaître » : connaître, c'est « naître avec », engendrer. La physique quantique pointe bien cette propriété de la conscience non seulement de modifier les phénomènes observés mais aussi de les créer[310]. C'est la propriété caractérisant l'hyperrationalité.

En lisant le très récent livre de Tobie Nathan (2013), je trouve des convergences avec mon propos : si le penseur se situe dans l'archétypal ou le mythe, ce qui est pensé devient réalité : il s'agit de (re)trouver cet état où la pensée devient créatrice : prédire, anticiper, c'est créer : « L'avenir ne se

310 ORTOLI et al. (2007).

devine pas, il se fabrique. On le prédit et, par le fait même de la prédiction, on le fait advenir[311]. » L'intention est création.

## Conséquences pour l'hypnothérapeute

Avec le concept de force symbolique agissant de façon acausale, on dispose donc d'un principe qui n'a pas besoin d'être expliqué mais qui a vocation à expliquer. La question essentielle est désormais de savoir quelles conditions installer pour rendre ce principe opérant. En effet, il ne suffit pas d'avoir de grandes théories, encore faut-il qu'elles débouchent sur des actes concrets. Si l'on pense les choses comme je viens de le dire, concrètement que peut faire l'hypnothérapeute pour capter l'efficacité de la force symbolique ? Ses outils sont à la fois l'état d'hypnose et la suggestion opérant dans cet état. Il s'agit d'une hypnose décrochée du projet médical scientifique, d'une hypnose ouverte à l'irrationalité.

### 1. Créer une bulle hypnotique : isolement et silence intérieur

*Un état de conscience modifiée*

L'hypnothérapeute vise à installer le patient dans un état de conscience modifiée caractérisée par la dépolarisation et la conscience, le lâcher-prise de l'action volontaire, l'arrêt du calcul et de la réflexion, la déconnexion du monde, la dissociation psychique, autant de conditions qui vont permettre à la suggestion d'activer la force symbolique. Il s'agit là de la première fonction exercée du thérapeute.

*L'isolement*

On ne saurait trop insister sur l'importance de l'isolement pour que se réalise l'état d'hypnose. Thérapeute et patient sont dans une bulle – la bulle hypnotique – qui les sépare du monde. Des expérimentations ont montré que l'isolement en caisson sensoriel créait un état d'hypnose. A ce propos, on peut remarquer une étrange convergence entre les observations des mystiques et celles des physiciens quantiques. Les premiers préconisent la méditation non seulement pour marquer l'arrêt de la pensée mais aussi pour réaliser une certaine distance avec le monde. On entend la même préconisation de la part des physiciens quantiques, témoin cette récente

---

311 Interview, *Libération* du 16 et 17 août 2014.

citation de Benjamin Huard tirée de Libération du lundi 1er septembre 2014 : « Pour qu'un objet [atome, photon, ion ou électron] soit quantique, il ne doit pas communiquer avec le reste de l'Univers autrement que par la machine qu'on a fabriquée pour l'étudier. » L'expérience hypnotique s'effectue entre deux êtres, le thérapeute et le patient, placés à l'écart du monde, dans une bulle qu'ils ont fabriquée ensemble. L'isolement est une garantie de l'efficacité symbolique[312].

*Le silence et le vide*

La bulle hypnotique présente une autre caractéristique : elle conduit au silence (auditif) et au vide (visuel) intérieur. De nombreuses techniques hypnotiques (fixation, concentration, attention flottante, confusion, surprise..) visent à faire taire le bavardage intérieur et à installer des plages de silence. Tous les sages de tous les âges ont préconisé le silence intérieur. Roustang le préconise dans ses derniers ouvrages[313]. C'est dans ce silence que la suggestion s'exprimant sous la forme d'une intention prend son envol. D'une part, le silence dissout les problèmes[314] : « La clef de la maîtrise est toujours le silence » ; « Il est possible de noyer une maladie dans la conscience et de la guérir[315] ». D'autre part, il est le creuset de toutes les nouveautés, la matrice de toutes les créations.

Si le silence s'instaure dans la relation duelle de l'hypnose partagée, il s'apprend et se cultive individuellement en particulier dans la méditation.

## 2. Installer une conscience modifiée « croyante »

*La croyance efficiente*

La seconde fonction du thérapeute consiste à introduire le patient dans la croyance au changement qu'on peut appeler la croyance efficiente. La croyance efficiente crée un état de conscience modifiée spécifique. La croyance en tant qu'acte subjectif est une sorte de transe.

---

312 Dans son dernier roman, *Le royaume* (2014), Emmanuel CARRERE caractérise l'état de la période au cours de laquelle il était « croyant » comme une véritable bulle l'isolant du monde.

313 ROUSTANG (2003, 2006).

314 SATPREM (1970), p. 82-85.

315 CHOPRA (1989), p. 290.

C'est la croyance en ce pouvoir de transformation qui crée ce pouvoir. On peut parler d'un auto-bouclage de l'esprit sur lui-même, ou d'une compression de l'esprit par lui-même, d'une autoréférence. L'état subjectif de croyance capte et active ce pouvoir. On s'installe alors dans une boucle d'amplification : les petits résultats obtenus par la suggestion justifient d'en espérer de plus grands. C'est le principe de l'amorce.

L'hypnose déconnecte le sujet du monde, suscite le lâcher-prise vis-à-vis des habitudes stériles et l'introduit dans la disponibilité au pouvoir transformateur de l'esprit. Grâce à la croyance efficiente précisément, la conscience peut devenir un opérateur acausal, aspatial, atemporel de changement, infléchir et modifier le psychisme, le corps, le monde sans passer par le déterminisme classique[316] ou plutôt en l'infléchissant. Dans cet état de conscience modifiée par l'hypnose (état que le thérapeute crée par suggestion mais pas uniquement) et par la croyance au changement, toute suggestion, c'est-à-dire toute parole proférante, devient acte. Si la suggestion est à l'œuvre dans la vie quotidienne, une conscience modifiée par l'état d'hypnose décuple ce pouvoir.

*L'ouverture à un irrationnel plausible*

Le thérapeute va paradoxalement soutenir l'irrationalité de la démarche et en même temps sa plausibilité. L'irrationalité ouvre un champ de possibilités mais la plausibilité est étayée par des croyances préalables qui sont fonction de l'histoire et de la culture du sujet mais aussi du crédit qu'il accorde à son thérapeute et de sa notoriété. Il convient que le thérapeute fasse simultanément accepter au patient l'irrationnel et la possibilité : *« Des choses étonnantes vont advenir d'une façon tout aussi surprenantes et d'une façon imprévisible... votre expérience de vie, vos convictions vous ont déjà enseigné à quel point on ne peut tout expliquer et pourtant que des choses se produisent parfois de façon inexplicable... l'hypnose permet des choses étonnantes... »*

Je souligne à nouveau que la justification de la croyance n'est pas fondée sur des dogmes socio-religieux : elle n'est fondée que sur la conviction expérientielle que la croyance crée ce pouvoir. Le thérapeute n'a pas à introduire des théories ou des dogmes ésotériques. Il doit d'une part

---

316 Cf. CHOPRA (1990), *Le corps quantique.*

respecter les croyances du sujet et même s'appuyer sur elles, mais d'autre part il doit revenir sans cesse à cette idée simple que l'hypnose rend possible le changement, ce qui veut dire que la croyance au changement dans l'état de conscience détachée et disponible de l'hypnose rend possible le changement.

Le motif de l'irrationalité ne justifie pas qu'on encombre le patient d'une kyrielle de dogmes incongrus, saugrenus ou farfelus qui, s'ils peuvent aussi entraîner des changements positifs par l'impact de leur irrationalité, présentent l'inconvénient de perturber, d'encombrer, d'intoxiquer gravement le patient au plan du réel. C'est ce qui se passe dans les sectes : le gourou exploite le pouvoir de la croyance à des fins perverses et maléfiques. C'est ce qui se passe souvent dans les religions : les Eglises adossent ce pouvoir réel sur des dogmes et des morales relatives à l'époque, aux cultures et aux politiques ambiantes. C'est ce qui se passe dans le fanatisme, qui à la fois suscite des comportements courageux hors du commun mais détruit les individus[317]. Le thérapeute veillera à entretenir une croyance au changement aussi pure que possible, sécularisée, laïque[318]... c'est-à-dire fondée d'abord sur l'expérience psychologique de son efficacité, mais immergée dans la signifiance et la puissance des symboles et des archétypes.

*Une croyance partagée*

On ne saurait trop insister, ici encore, sur l'importance de la croyance partagée. Le fait que le thérapeute croit dans le pouvoir de la croyance entraîne que cette croyance se communique au patient. Pour que les changements suggérés adviennent, il faut que thérapeute et patient participent à la même croyance au changement[319].

### 3. Poser une intention

Le thérapeute installe une intention. La question de l'attente est essentielle en hypnothérapie. Que peut-on dire de cette intention ?

---

317 Je relis ces lignes lors de l'attaque de *Charlie Hebdo* et de l'épicerie cachère de la porte de Vincennes de Paris. L'évènement est violent. De quel problème de fond cette violence sociale est-elle le symptôme ?

318 Les miracles sont utilisés pour justifier des dogmes, qui justifient ensuite des morales, qui justifient enfin des organisations sociales. Tout au plus les dogmes peuvent-ils servir par leur irrationalité à créer un climat favorable à l'activation de la force symbolique. Mais leur contenu n'est pas neutre : on en voit le danger dans le cas du fanatisme.

319 J'ai largement développé cet aspect dans le chapitre précédent, « Hypnose et résonance ».

– L'intention thérapeutique doit être explicitée et verbalisée. L'hypnose est orientée vers un but thérapeutique précis : le mieux-être. Le but n'est pas le divertissement comme dans l'hypnose de spectacle. Ce n'est pas une expression chaotique ou la perte du soi comme dans la transe recherchée par les jeunes dans les discothèques ou les rave-parties… Le changement attendu est la transformation de soi : il sollicite le psychisme, le corps, et d'une certaine façon – si l'on pense que l'esprit a un pouvoir sur le monde extérieur – les évènements que l'on espère favorables au changement[320]. J'ai évoqué précédemment la courbure imprimée aux évènements par la conscience opératrice.

– L'intention est « orientation vers ». Elle n'est ni une volonté ni une crispation. Elle est attente et disponibilité.

– L'intention ne porte en aucune façon sur les modalités de réalisation. D'une certaine façon, c'est ce qui confère à l'intention son irrationalité. Le patient attend quelque chose mais il ne sait comment ce quelque chose adviendra.

– L'intention propose diverses cibles avec une hiérarchie dans la concrétisation. Ce peut être un résultat concret, facilement visualisable : par exemple l'arrêt de l'angoisse, le développement de l'initiative, la suppression d'un TOC, l'effacement d'une crise d'urticaire. On peut alors parler d'objectif. Mais ce peut être une intention plus générale : le mieux-être, l'équilibre, la santé, l'ouverture. Je parlerai alors d'intentionnalité. Enfin, ce peut être quelque chose de complètement imprécisé, quelque chose qui est bon pour le sujet, relatif à sa personnalité profonde, à son Soi, à son développement personnel. Je parlerai d'orientation positive ou, métaphoriquement, de « chemin de vie » ou de « fil rouge ».

### 4. Recourir à la symbolisation

L'intention est comme une bouteille que l'on jette à la mer. Elle ne se déplacera que si elle est entraînée par un courant. Pour que l'intention posée dans une conscience croyante soit efficiente, elle doit prendre une forme propre à capter la force symbolique. On a vu que cette force opère par transformation. Il s'agit de faire en sorte que l'intention s'installe dans la

320 CHOPRA (2004) accorde beaucoup d'importance à l'intention qui favorise les coïncidences favorables.

dynamique symbolique afin que ce qui est représenté au niveau mental dans l'esprit du patient se transporte à d'autres niveaux (avec les limites de l'aléatoire). Il s'agit de tout autre chose que d'adhérer à un dogme. Dès lors, quelle forme le thérapeute donnera-t-il à l'intention pour qu'elle tende à se diffuser et à structurer d'autres niveaux que le niveau d'où elle part ?

Je suggère deux conditions, l'une concernant la forme des signifiants, l'autre concernant le sens.

*a) La visualisation, l'invocation, la gestualisation des signifiants*[321]

J'ai précédemment indiqué que la suggestion opérait par le biais d'une parole, d'une image visuelle ou d'un geste.

– La visualisation : il convient que le thérapeute accompagne le patient dans une visualisation aussi précise, lumineuse, colorée, mobile, prolongée que possible. De nombreux auteurs ont insisté sur l'importance de la visualisation. Simonton en a fait sa méthode de base dans la thérapie de personnes souffrant du cancer. On retrouve cet intérêt pour la visualisation chez Jung et sa méthode d'imagination active ou chez Desoille dans la pratique du rêve éveillé. La PNL travaille avec la notion de submodalités sensorielles. L'hypnothérapeute demandera donc au patient de visualiser un changement précis attendu par le patient (à une patiente éreutophobe, le thérapeute ne dira pas *« Vous avez envie de ne plus rougir »* mais plutôt *« Vous vous voyez au milieu du groupe, le visage clair comme un matin de printemps... »*). Si l'intentionnalité est trop peu précise, le thérapeute demandera au patient à quoi pourrait ressembler sa vie lorsqu'un changement positif se produira. *« Je me vois en Afrique, dans une palmeraie... »*, répond un patient dépressif à cette question. Je reprends à mon compte la très belle parole du poète latin Virgile, souvent citée : « Ils ont vaincu parce qu'il se sont vus vaincre. »

– L'invocation : la voix également a son importance dans la proférence. Le mot décuple son impact si on prend en compte son timbre, son rythme, ses sonorités, sa monotonie ou son éclat. On trouve cet intérêt chez les religieux, chez les chamans ou les musicothérapeutes qui préconisent la psalmodie, le chant, l'incantation, les vocalisations... (Je me souviens d'une femme timide qui adorait répéter comme un mantra : *« Je suis une femme puissante,*

321 J'ose ce néologisme.

*portant le casque de la déesse de la guerre…* »). Les mots sont pris non seulement dans leur sens mais dans leur phonétique, marquée par le rythme et les répétitions.

– La gestualisation : en hypnothérapie, les gestes du thérapeute autant que ceux du patient sont des supports de signification déterminants. Que l'on songe la à puissance métaphorique de la main qui se lève pour exprimer la légèreté et la liberté, ou à la clôture des yeux pour signifier l'entrée dans l'intériorité ; que l'on songe à la puissance évocatrice du travail des mains de Rossi. Le geste peut être strictement individuel ou procéder de la ritualisation sociale. Le thérapeute et le patient peuvent entrer dans une sorte de danse ou de chorégraphie rituelle.

Le processus symbolique fonctionnera d'autant mieux que les signifiants proférés présenteront une texture sensori-motrice qui les enracine dans le corps.

*b) Importance du gisement de sens*

Le signifiant est choisi pour véhiculer du sens. La trans-formation attendue aura d'autant plus de chances de s'opérer que le changement attendu s'enracinera dans un sens profond[322].

– Association avec un symbole fort

On peut citer les symboles les plus connus : le soleil, la mer, la nuit, le jour, les saisons, le lis, le lotus, le lion, la mer, le vent, etc. On en trouvera la liste dans le dictionnaire des symboles. Pour Jung, les archétypes s'expriment dans ces symboles. Au lieu de dire « *Votre intention est de n'avoir plus d'eczéma* », il est plus judicieux de formuler « *Votre peau aura la beauté d'un lis à l'aurore* ». Au lieu de dire « *Vous souhaitez être moins énervé* », on pourra dire « *Votre vie sera bientôt comme un voilier glissant sur un lac tranquille* ».

Jung pensait que les changements avaient d'autant plus de chances de se réaliser qu'ils présentaient une signification archétypale. En hypnothérapie, même si l'on n'adhère pas à la théorie des archétypes, on remarquera que

---

322 Cette remarque pose les limites des expériences de perception extrasensorielle pratiquées par Rhine, expériences qui utilisaient des cibles dénuées de sens (à moins que l'enjeu social et scientifique de ces expériences leur ait donné du sens !).

l'expression de l'intention de changement à travers un symbole augmente considérablement la force de la suggestion. L'image est le langage par excellence de la suggestion. « Le symbole agit par suggestion (...) au moyen du *numen*, c'est-à-dire de l'énergie propre à l'archétype[323]. » Tout ce chapitre peut être résumé dans cette courte phrase. Dans toute image, il y une force cachée qui tend à la reproduction. La suggestion hypnotique recourt aux symboles comme véhicule de trans-formation. Le symbole est le portail ou le medium du changement thérapeutique.

On retrouve là le sens du mot métaphore : c'est le transport d'une image vers autre chose. Il s'agit de monter sur le char du symbole. La métaphore est profondément dynamique. Elle est une direction ou une esquisse de changement. Elle indique un processus de transformation. Elle est la matrice d'une solution. On pourra ainsi embarquer un patient stressé dans une histoire de montgolfière : *« Vous montez dans la nacelle, vous décrochez tous les sacs de sable qui la lestent, vous vous élevez et vous respirez avec légèreté l'air pur de l'azur[324]... »*

– Mise en phase avec le sens de la vie

La croyance au changement a d'autant plus de chances de s'effectuer qu'elle vise un changement prenant un sens très personnel pour le patient. Les objectifs qui ne correspondent pas à sa ligne de vie ont peu de chances de se réaliser. C'est d'ailleurs un critère de validation de la pertinence de l'intention. Je cite une parole de Rossi : « Les problèmes sont des sentiers qui nous relient aux zones de développement personnel du patient. Les symptômes signalent souvent un besoin de croissance personnelle[325]. » Le changement doit concerner ce que Jung appelle le Soi, c'est-à-dire la partie consciente et inconsciente de l'être humain, façonnée par des archétypes débordant le moi de toute part et vivant un processus d'individuation. J'ai

323 JUNG, *Métamorphose de l'âme et ses symboles*, p. 286.

324 La croyance est d'autant plus forte qu'elle est soutenue par un fantasme, un mythe ou un archétype partagés par le patient et le thérapeute. Pour que l'efficacité symbolique se produise, il faut que la conscience se place dans la dynamique symbolique. Une métaphore, celle de la « boule suspendue », illustre le processus. Je me souviens, il y a quelques années, d'avoir visité un hall d'exposition d'un grand magasin des Champs-Elysées à Paris. Une foule se pressait pour observer un ingénieux mécanisme : une boule tournoyant sur elle-même, à 3 m du sol, portée par un jet d'eau. Il était clair qu'en dehors de ce courant énergétique, la boule serait retombée inerte. L'état de croyance crée le dynamisme, à l'instar de ce jet d'eau qui porte et élève la boule.

325 ROSSI (1994), p. 132.

tendance à penser que plus cette intention a de lien avec les fondamentaux de la personne, son ADN existentiel, son chemin de vie, ce que Jung nomme le Soi, plus l'intention a de chances de se réaliser. Le sens du Soi est primordial.

– Connexion avec les symboles sociaux

Il est important de respecter les références symboliques ayant un lien avec les rituels sociaux. Je pense à un patient obsessionnel qui ne pouvait imaginer une intention de changement sans la référer à sa croyance et à sa pratique religieuses, ou à une patiente phobique qui référait tous ses désirs au regard de ses ancêtres. D'autres ne peuvent imaginer changer sans la référence à une communauté de vie ou de croyance, à des lieux qui ont accumulé des charges symboliques, des gisements de sens, ou à des évènements marquant la communion groupale. Je pense à la force symbolique qui se dégage d'un concert de musique ou d'un match sportif. Par ailleurs, si les religions produisent dogmes et morales qui dramatiquement enferment les adeptes dans des carcans, elles savent aussi activer de puissants mythes propres non pas à susciter un acte de foi mais à entraîner une immersion symbolique et un enchantement de l'existence.

## Exercice

### *a)* La pose d'une intention suite à l'expérience des trois respirations

Dans la séquence hypnotique, le patient laisse le thérapeute prendre momentanément la main sur son état de conscience. Le protocole hypnotique aide le patient à vider son esprit de ses contenus et débouche sur la pose d'une intention thérapeutique (changer une habitude, mobiliser une ressource nouvelle, effacer un symptôme, réaliser un objectif de vie…). Le thérapeute cherche à installer chez le patient un contexte propice à la capture (toujours aléatoire) de la causalité symbolique. Je recours à un protocole en cinq étapes. J'utilise au maximum la centration sur différents types de respiration suivie de la pose d'une intention avec symbolisation. J'ai pris l'habitude de nommer ce protocole « l'expérience des trois respirations ». J'en décris ci-dessous les étapes :

Phase 1 : L'INDUCTION D'UN ETAT HYPNOTIQUE avec – selon les patients – fixation sur une image, catalepsie de la main, régression en âge, confusion…

Phase 2 : LA RESPIRATION ABDOMINALE décomptée de 60 à 0 ; pose du nombre sur le temps de l'expiration ; expression en discours intérieur (sauf le nombre des dizaines qui, parlé à voix haute, permet au thérapeute de suivre le décompte) ; respiration centrée sur le plexus solaire. Il est convenu que le patient, chaque fois que sa pensée diverge, revienne, dès qu'il s'en aperçoit, au dernier nombre décompté. Cette respiration permet la centration continuée de l'attention. C'est un exercice de concentation de l'attention (durée de l'exercice : 3 à 5 minutes selon les patients).

Phase 3 : LA RESPIRATION CARDIAQUE (méthode Childe modifiée), avec pose du bras gauche[326] sur le cœur ; centration de toute l'attention sur la respiration dans la zone du cœur *(« On respire avec le cœur »)*. De façon optionnelle, on suggère la mise en phase du rythme de la respiration avec le rythme des battements du cœur et le comptage de ces battements sur le temps de l'expiration (les patients comptent généralement 3, 4 ou 5 battements sur le temps de l'inspiration et le même nombre sur le temps de l'expiration)[327]. Cette respiration crée un état d'apaisement et de sérénité. (durée de l'exercice : environ 5 minutes).

Phase 4 : LA RESPIRATION OCULAIRE, projetée entre les deux yeux, avec inspiration et expiration de préférence par le nez ; comptage de 0 à 60 sur le temps de l'expiration. L'expiration doit être clairement vécue comme l'expulsion des pensées ou images subsistant ou surgissant dans espace mental. Cette respiration installe le vide mental et le silence intérieur ; elle s'effectue avec la partie haute des poumons (durée : 3 minutes environ).

Phase 4 : CULTURE DU SILENCE INTERIEUR ET DU VIDE MENTAL : retour du patient à une respiration naturelle ; observation passive et distanciée des rares pensées, images, sensations subsistant encore dans le champ de conscience ; conservation d'une position dissociée de spectateur ;

---

326 Je préconise d'utiliser le bras gauche plutôt que le droit car cette configuration permet au patient de percevoir les battements du cœur non seulement sous son poignet mais aussi, au niveau du cou, par le contact de l'index et du majeur placés en dessous du menton. Le patient peut aussi insérer le cou entre le pouce et l'index.

327 On peut proposer au patient de construire son propre repère temporel en cliquant successivement (un aller et un retour = 8 cliquages) les 5 doigts de la main gauche posée sur le cœur au début de chaque cycle inspiration/expiration. Le cliquage des 5 doigts s'effectuant généralement en 1 minute, on propose 5 cycles de cliquage correspondant à une durée globale de 5 minutes ; le patient fait donc simultanément et rythmiquement trois choses : il respire, il compte sa respiration et il clique ses doigts.

puis rétrécissement progressif de la conscience, autour de la seule zone centrale de la respiration (effet zoom).

Phase 5 : LA POSE D'UNE INTENTION THERAPEUTIQUE dans cette zone centrale, avec répétition d'un mot ou d'une phase exprimant l'intention *(« avoir la force d'affronter mes parents... guérir de mon eczéma... me défaire de mes rituels... sortir de ma dépression... »).* Le thérapeute demande au patient de visualiser cet objectif qu'il habille au maximum avec du symbolisme (avec des images, de l'allégorie, du mythe...) et de la sensorialité (sensations, sentiments, impressions...). Il est très important que le thérapeute suggère au patient d'imaginer vivre le résultat qu'il espère, en restant toutefois disponible à son avènement aléatoire. Comme le dit Marc, « Ce que vous demandez (...), croyez que vous l'avez déjà » (XI, 22). Puis il lui suggère d'envoyer cette intention et ces images dans les zones profondes de son cerveau (ou dans son inconscient profond), lui demandant de faire le nécessaire pour que les changements escomptés adviennent dans sa personnalité ou dans le monde ; puis il lui suggère de respirer tranquillement dans le vide mental et le silence intérieur, ou d'entrer – s'il le désire – dans un sommeil.

Phase 6 : LA PHASE DE REVEIL. Le thérapeute accompagne le patient lentement dans la remontée vers le monde du quotidien ; il compte lentement jusqu'à 10 et, à 10, demande l'ouverture des yeux.

J'utilise cette « expérience des trois respirations » en hypnothérapie cognitive pour aider le patient à arrêter de penser.

***b)* Prolongement en auto-hypnose**

Le patient peut pratiquer des séquences d'auto-hypnose à son domicile qui prolongent le travail en séances. Le patient peut parfaitement reproduire les diverses étapes. Il est possible d'enregistrer la séquence d'hypnose. Le patient peut alors reproduire la séquence ou s'en inspirer.

## Que peut-on espérer de la suggestion ?

On a mis au jour la force symbolique et son pouvoir de transformation. Mais quelle est la mesure de ce pouvoir ? C'est une question difficile. Je me contenterai de lancer quelques réflexions.

*Suggestion pour le bien et pour le mal ?*

Si la force symbolique existe, la suggestion a-t-elle le pouvoir indifféremment de réaliser le bien et de commettre le mal ? En hypnothérapie, la suggestion est évidemment utilisée dans le sens du bien, c'est-à-dire du soin et de la guérison. Mais rien ne permet d'écarter que la suggestion puisse réaliser le mal. Le mythe de don Juan est un des plus troublants thèmes de la littérature mettant en scène le pacte de l'homme avec le diable. L'obsessionnel qui craint sans cesse de commettre le mal à son insu paraît avoir la prescience d'un pouvoir qu'il ne veut pas utiliser mais qu'il redoute de voir lui échapper.

*L'alchimie des consciences*

Une autre difficulté est de savoir si et comment, à l'échelon d'un collectif, les intentions individuelles se contrarient ou se complètent. Que se passe-t-il dans un stade ou dans une salle de concert ? Quelle alchimie œuvre dans le creuset des consciences en fusion émotionnelle ?

*Le délai de réalisation*

Ce délai est variable. Parfois, le changement est instantané et spectaculaire : il peut concerner le domaine comportemental, le domaine physiologique ou l'état du monde extérieur. D'autres fois, le changement advient avec un temps de latence, comme si l'intention avait besoin de temps pour saisir les opportunités du hasard. Si on se réfère à la théorie du chaos, la force symbolique consisterait, en jouant du hasard, soit à introduire des écarts qui dérègleraient les déterminismes, soit à installer des attracteurs qui structureraient le chaos. Pour obtenir ces résultats, certaines opérations demanderaient des délais. L'intention est comme un moteur de recherche qui prend du temps pour se frayer un passage vers le but.

*La question des limites*

– Si l'on adhère à la théorie de la conscience croyante opératrice du changement, on peut supposer que la qualité de l'état de conscience soit un facteur décisif. Il semble que certains thérapeutes aient besoin d'aiguiser et développer leur croyance tandis que d'autres possèdent ce charisme naturellement. C'est le cas de certains guérisseurs[328].

– Une autre limite peut provenir d'une dialectique mal ajustée entre l'irrationalité et la plausibilité. On n'obtient que ce qui nous paraît plausible, probable, possible compte tenu de notre rationalité actuelle. Trop d'irrationalité génère des résistances rationnelles. Trop de rationalité freine la disponibilité à l'irrationnel. Il s'agit qu'hypnothérapeute et patient naviguent ensemble dans la zone intermédiaire du probable.

– Il y a des choses simples et des choses plus compliquées ou plus complexes à obtenir. C'est une banalité de le faire remarquer. Je fais une différence entre l'abolition d'une phobie et la guérison d'une gangrène ou un cancer. Malgré tout son savoir, David Servan-Schreber[329] n'a pas pu guérir son cancer. Mais il l'a retardé. Sans doute est-il allé au maximum de ce qui était possible pour lui. Rinpoché Phakiab semble avoir réussir à stopper une gangrène et une tuberculose[330].

– J'ai précédemment noté qu'on ne pouvait obtenir un changement qu'en fonction de la cohérence du projet avec le Soi. C'est là une autre limite. Le changement s'opère sur la ligne du développement personnel et dans la zone proximale de développement[331].

– Il faut aussi noter la limite structurelle de l'aléatoire. Tout est possible mais rien n'est prédictible ni assuré. On se heurte au mur infranchissable de l'aléatoire, aussi infranchissable que la limite posée par le principe d'indétermination d'Heisenberg. Comme le dit Jean, « Le vent souffle où il veut[332] ». Dans les faits, que constate-on ? On obtient rarement ce qu'on avait intentionné comme on l'avait intentionné… on l'obtient alors qu'on ne pensait pas l'obtenir si rapidement… on l'obtient à un moment différent de ce qu'on avait prévu… ce qu'on obtient n'est pas exactement ce qu'on avait prévu… ou, si on l'obtient, c'est par des voies tout à fait inattendues… c'est

---

328 Quand on sort d'un stage de formation, la croyance au changement est maximale et les effets souvent étonnants. Pourquoi ne durent-ils pas ? Sans doute parce que l'effet croyance s'amenuise.

329 SERVAN-SCHREBER (2003 et 2012).

330 RINPOCHE (2014), *La méditation m'a sauvé.*

331 Le terme est de Lev Vigotski. Il l'utilise à propos du développement de l'enfant.

332 JEAN, III, 1-8.

autre chose que ce qui était attendu qui est obtenu et qui est également important… On pourrait multiplier les exemples de surprises survenant en thérapie. Au fond, la suggestion, c'est comme le sommeil, on ne le décide pas, tout au plus peut-on créer un état qui lui permette d'advenir. Mais il vient quand il veut… Les effets de la suggestion sont immaîtrisables, insaisissables. En hypnothérapie, on doit abandonner le rêve de la stricte prédictibilité et de la programmation rigoureuse. Si c'était le cas, on sortirait du contexte dans lequel peut s'exercer la force symbolique.

– Est-ce que la croyance efficiente est capable de tout ? Certains sages l'ont prétendu. Mais accepter cette possibilité, c'est prendre le risque d'être taxé de farfelu. Il est significatif que l'ouvrage de Collot, plusieurs fois cité dans cet essai, regorge d'articles qui s'approchent de la reconnaissance de la force symbolique mais n'osent pas franchir le pas. Il y a des enjeux scientifiques et universitaires évidents. La crédibilité est engagée. Et puis il y a cette résistance culturelle que Bachelard nommait « obstacle épistémologique ». Faute d'affirmer l'existence de la force symbolique, on s'en tient au « comme si » : ce serait comme si elle existait mais on s'empresse de dire bien sûr qu'elle n'existe pas… ou qu'on n'y croit pas. Il est difficile de passer du *« c'est comme si »* au *« c'est comme ça ! »*.

– Je terminerai par une citation connue de Goethe dont je transpose le sens : « Il faut traiter les autres – disait-il – non comme ils sont mais comme ils devraient être pour leur permettre d'être ce qu'ils sont capables de devenir. » Je transpose le propos : on peut demander à la croyance de tout produire, en se contentant de ce qu'elle est capable de produire à un moment donné… J'ai la conviction que la puissance de la suggestion est d'abord fonction de la qualité de la conscience du thérapeute et de la complexité de ce qu'elle prétend trans-former à un moment donné.

L'esprit transforme le possible en réel. L'esprit a un pouvoir de création. La conscience croyante à l'œuvre dans la suggestion est capable de modifier le psychisme et le corps, d'infléchir les évènements dans leur zone proximale de développement. D'une certaine façon, l'esprit apporte des raccourcis, des accélérations à l'évolution de l'homme et de l'humanité. Surtout dans les moments d'impasse ou d'impuissance. Il brûle les étapes et crée des voies nouvelles. C'est la fonction de la force symbolique.

J'ai bien conscience de tomber sous le coup de la critique de Politzer : l'auto-immunisation de la théorie. On pourra aussi me faire le reproche de développer une pensée interprétative qui s'accorde bien des facilités et qui gagne et s'excuse à tous les coups. Pourtant, l'existence de cette force symbolique est reconnue non seulement par le sens commun mais aussi par de très grands penseurs. C'est elle qui meut le monde. Les hommes dans certaines situations, grâce au pouvoir de leur conscience, peuvent capter cette force et infléchir les évènements. La croyance en la force de la croyance – la croyance efficiente – résiste à toutes les rationalités et traverse les siècles. Elle est au principe même de la création des religions et de l'art et de la philosophie. Le problème est qu'elle est imprédictible.

## THERAPIE RATIONNELLE, THERAPIE IRRATIONNELLE, THERAPIE INTEGRATIVE

Au cours de ces dernières années, ma conception de l'hypnose a évolué. Au point de départ, je m'en tenais à une conception plutôt classique de l'hypnose, c'est-à-dire étatiste : l'hypnose est un état de conscience modifiée, favorable au changement ; c'est un état très intéressant d'un point de vue thérapeutique car il défait les automatismes, reconfigure les fonctionnements, reconnecte aux ressources, ouvre des potentialités. Dans cette conception, qui est la conception de l'hypnose médicale, je restais dans la rationalité. Tout mon travail consistait à intégrer l'hypnose aux diverses thérapies. J'utilisais l'hypnose soit pour amplifier les processus, soit pour les interrompre. Dans cette conception, l'hypnose-état certes apparaissait un peu bizarre mais au fond se laissait expliquer par une rationalité classique. L'approche intégrative des thérapies dans le traitement des TOC restait tout à fait tenable.

C'est à la fin de ce travail que j'ai modifié ma conception de l'hypnothérapie et que les choses se sont compliquées. En fin de parcours, j'avais prévu de rédiger un chapitre complémentaire sur la croyance. Je m'étais donné quinze jours pour le faire. Il m'a fallu quatre mois pour en venir à bout. Je n'avançais pas, je butais sur toutes sortes de difficultés théoriques et personnelles. L'étude de la croyance m'a conduit à redécouvrir la suggestion en renouant pour une part avec Bernheim. Mais son étude m'a mené plus loin, vers la force symbolique. La découverte de l'article de Jung tiré du *Liber novus* a été un puissant aiguillon dans ma recherche.

Ma conception de l'hypnose a donc évolué. L'hypnose reste pour moi un état de conscience modifiée. Son intérêt réside dans le fait que cet état est hyper-favorable à la suggestion qui est l'outil du changement. Dès l'instant, en effet, où l'on donne toute son importance à la suggestion, on crée une rupture paradigmatique radicale. On tombe sur l'acausalité et sur la force symbolique. Dès lors, ce qui est déterminant dans une thérapie est moins la pertinence et la rigueur des théories qui la sous-tendent et la finesse des pratiques qui en découlent que la force de la croyance activée dans le cadre de la relation thérapeutique.

Dès lors, est-il encore légitime de parler de « psychothérapie intégrative », l'intégration réunissant les thérapies rationnelles et les thérapies irrationnelles ? Deux perspectives s'ouvrent devant moi :

– Si on considère que l'efficacité de l'hypnose revient d'abord à la suggestion, une première façon de voir les choses est de distinguer nettement les thérapies rationnelles et les thérapies irrationnelles et de laisser tomber le projet intégratif. Celui-ci ne serait plus légitime : ce serait faire l'alliance du pot de terre et du pot de fer. Dès l'instant où on recourrait à l'hypnose, on court-circuiterait les procédures causales par l'a-causalité. On serait dans autre chose. On tendrait vers des procédures réduites à leur plus simple expression, comme celles des guérisseurs.

– Une autre façon de considérer la question serait de continuer à chercher à intégrer les deux approches. Dans les faits, cette articulation existe. La prétention de Freud à construire un projet de psychologie scientifique a échoué et a laissé la place à une démarche psychanalytique semi-scientifique. J'ai noté aussi que toutes les thérapies, sur la base de leurs fondements rationnels, tendaient assez rapidement à suggérer des extensions. Il y a surtout l'exemple troublant du placebo impur.

D'un point de vue théorique, la théorie du chaos a tenté l'alliance du déterminisme et du chaos. Il s'agirait alors de construire une articulation entre les procédures rationnelles des thérapies classiques. L'intégration viserait non seulement l'articulation d'un ensemble de thérapies rationnelles, mais aussi l'articulation des thérapies rationnelles et des thérapies irrationnelles. Il faudrait élaborer une théorie de ce qui se réalise constamment et formaliser une collaboration entre les deux causalités : la causalité classique et la causalité symbolique.

Je suis convaincu qu'il ne faut pas opposer les deux types de causalité mais plutôt les articuler. Le plus simple est de considérer que *tout évènement est le résultat d'une double causalité.* Schopenhauer pensait que les deux causalités sont à l'œuvre dans le monde. La causalité déterministe et la causalité symbolique (l'acausalité) peuvent s'entremêler. La causalité symbolique est une causalité de type probabiliste : la conscience, à partir du moment où elle pose une intention, modifie le champ de probabilité sans abolir ni le déterminisme classique ni les lois de la conservation de l'énergie. *Grâce à la croyance, l'esprit conscient devient un augmentateur ou un réducteur de probabilité. La conscience intentionnelle apporte une courbure, une inflexion aux évènements. Elle rabat les évènements dans une direction intentionnée et dérègle les processus répétitifs.*

La reconnaissance d'une double causalité affectant les évènements permet de placer les thérapies sur un continuum. Certains changements thérapeutiques sont strictement explicables par la causalité classique : le déconditionnement, la libération émotionnelle s'expliquent par des procédés très linéaires et mécanistes. L'approche systémique qui cherche à modifier les règles met cette causalité en boucle mais reste très classique. A l'inverse, le guérisseur, l'hypnothérapeute utiliseraient au maximum la suggestion pour obtenir des changements et fonctionneraient comme des placebos purs. Dans ce cas, je pense que la causalité symbolique jouerait à fond. En zone intermédiaire, se trouveraient des thérapies mixtes qui chercheraient à produire des effets spécifiques mais qui, sur cette base, suggèreraient d'autres changements et fonctionneraient comme des placebos impurs. C'est le cas de la psychanalyse, des thérapies humanistes, des médecines douces…

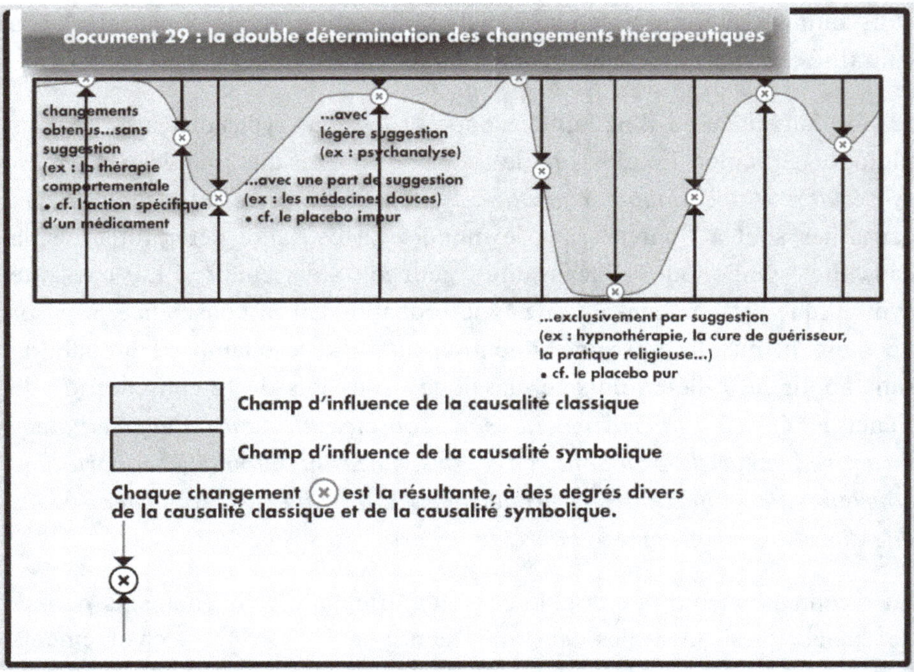


document 29 : la double détermination des changements thérapeutiques

Le schéma ci-dessus dessine un continuum.

L'intégration des deux approches est possible parce que ces deux approches coexistent dans la réalité. Chaque évènement naturel est la résultante de deux causalités (action mécanique + attraction des formes) et toute action humaine est susceptible d'activer les deux causalités. La psychothérapie n'échappe pas à cette règle. Il existe une psychothérapie rationnelle et une psychothérapie irrationnelle. Il existe une hypnose médicale (scientifique) et une hypnose symbolique. Il ne s'agit pas encore une fois de les opposer mais de les articuler. Chaque thérapie contient une dose de rationalité et d'irrationalité. Les diverses thérapies les conjuguent à des degrés divers. Je propose de parler de *« psychothérapie convergente »* pour désigner toute thérapie acceptant et conjuguant la double approche.

Le premier chapitre de cette troisième partie modélise une démarche rationnelle et efficiente fondée sur l'espace, le temps et la causalité newtonienne. Ce dernier chapitre rappelle l'existence d'une autre démarche tout aussi efficiente mais irrationnelle, fondée sur l'exercice irrégulier, aléatoire, probabiliste de la causalité symbolique. La boucle est bouclée. Les deux chapitres sont légitimes.

Je terminerai ce chapitre par une citation d'obédience religieuse mais d'une très grande portée clinique : « Si quelqu'un dit à cette montagne : "Soulève-toi et jette-toi dans la mer !" et s'il n'hésite pas dans son cœur, mais croit que ce qu'il dit va arriver, cela lui sera accordé. C'est pourquoi je vous dis : tout ce que vous demandez en priant, croyez que vous l'avez déjà reçu, et cela vous sera accordé » (Marc, XI, 22-24). Tout est dit dans cette phrase laconique. C'est là que se loge la puissance de l'esprit.

Toutes ces considérations permettent de donner une définition de la suggestion : *La suggestion est un acte intentionnel, un pouvoir d'influence, initié par une personne engagée, cherchant par une pensée, une parole ou un geste à obtenir un changement en elle-même ou chez un tiers par le biais de la croyance de pouvoir obtenir ce résultat par l'effet de cette seule croyance*[333].

# CONSEQUENCES POUR LA PSYCHOTHERAPIE DES TOC

## Fonctions de la croyance chez l'obsessionnel

Dans les TOC, nous avons mis en évidence la présence d'une pensée magique créant des problèmes à l'obsessionnel mais lui offrant aussi des solutions.

– Dans un premier temps, j'ai découvert que la croyance magique était une solution commode pour échapper aux pensées dérivées générées, entretenues et suractivées par l'isolation.

---

333 La suggestion est autoréférentielle.

– J'ai été tenté de débarrasser au plus vite l'obsessionnel de cette encombrante croyance qui le contraint à accomplir des rituels ou à entretenir des cogitations qui n'ont d'autre but que d'éviter des malheurs à autrui.

– J'ai également observé que l'obsessionnel utilisait la croyance magique pour bloquer massivement son agressivité : si tout acte, toute pensée est susceptible d'avoir un effet magique, il ne reste plus à l'obsessionnel qu'à surveiller à chaque instant les moindres velléités de mouvements et finalement à s'immobiliser. La croyance pèse comme une chape de plomb sur tous les moments de sa vie. Le recours à la croyance magique est une arme de dissuasion massive de l'usage de l'agressivité. L'obsessionnel va donc chercher tout ce qui peut installer et confirmer sa croyance magique : les coïncidences, les fixations à la période participative de la petite enfance, les identifications à l'égard – les loyautés avec – des personnes chères et superstitieuses.

– Mais il n'est pas surprenant qu'il finisse par débusquer la causalité symbolique. L'obsessionnel pressent l'existence de cette causalité mais il en fait un mésusage. Se focalisant sur des craintes concernant des évènements uniquement négatifs, il augmente leur chance de survenue. Il se trompe de cible. Il est donc possible de lui dire qu'il ne risque de favoriser que ce sur quoi il se focalise. Il vaut mieux qu'il se concentre sur le bonheur de ses proches plutôt que sur l'évitement des malheurs. Il augmente les chances de faire advenir des malheurs en ne pensant plus qu'à eux. En fait pourquoi l'obsessionnel craint-il tant l'efficience de la pensée magique ? C'est avant tout parce qu'il pressent qu'il porte dans son inconscient des désirs agressifs. Il craint que ces désirs lui échappant ne se réalisent malgré lui. Il est en posture d'hypervigilance avant, pendant et après tout acte.

– Mais ensuite, tout va changer grâce à la thérapie. Le TREC permettant la reconnaissance de son agressivité et son expression désormais socialisée, délivré de l'effluescence contraignante des idées dérivées de malheurs, l'obsessionnel n'a plus besoin d'aller chercher des croyances magiques pour bloquer ses pulsions inconscientes. Il délaisse facilement ses croyances fortuites, régressives ou loyalistes. Il peut alors faire appel à la causalité symbolique en toute sérénité et vouer sa confiance à des causes positives et – pourquoi pas – souhaiter le bonheur de ses proches. C'est le sens de la prière des croyants.

## Les opportunités de parler de la croyance magique

Selon les moments de la thérapie, voici comment le thérapeute peut parler à l'obsessionnel de sa croyance magique :

### 1. Pour introduire le Rituel Solennel

*« Vous passez beaucoup de temps à faire des rituels ou à produire des cogitations pour éviter les malheurs. Dans ce cas, pourquoi ne pas utiliser ce pouvoir pour souhaiter de bonnes choses positives à vos proches et le faire d'une façon forte et symbolique qui remplace tous vos bricolages magiques.*

*C'est ce que je vous propose de faire avec le grand Rituel Solennel. »*

### 2. Pour explorer l'inconscient par l'IFS

*« Vous me confirmez souvent que vous voulez du bien à vos proches mais que vous craignez qu'une partie de vous ne veuille leur faire du mal et n'active le pouvoir magique de votre pensée. Je vous propose que nous explorions ensemble s'il existe une partie de vous inconsciente qui aurait envie de faire du mal et si c'est le cas de lui donner la parole pour en savoir plus. »*

### 3. Pour rappeler la fonction de surveillance de l'inconscient

*« Vous me dites que vous craignez sans cesse de faire des choses par inadvertance entraînant magiquement des conséquences néfastes. Vous ne savez peut-être pas que nous ne sommes conscients que d'une toute petite partie de nos perceptions qui nous arrivent. Notre cerveau enregistre, de façon subliminale, une foule d'informations et sait nous alerter si c'est nécessaire. C'est ce qui se passe aussi dans le sommeil de la nuit. Je vous propose donc d'adresser une requête à votre cerveau pour qu'il attire votre attention sur des gestes inappropriés que vous pourriez faire sans vous en apercevoir. »*

### 4. Pour échapper à une influence extérieure néfaste par l'imagination d'un voyage chamanique (variante de la méthode IFS)

*« Quelquefois vous me dites qu'un mauvais génie pourrait vous pousser à faire du mal. Dans ce cas, il est urgent de le contacter pour l'évacuer, de*

*trouver les bons gestes, les bonnes paroles qui l'incitent à quitter votre esprit. Grâce à l'hypnose, une partie de vous devient chaman*[334]*et fait un voyage intérieur pour déloger l'intrus qui colonise votre personnalité*[335]. »

**5. Pour conclure une thérapie et introduire la causalité symbolique**

*« Votre fonctionnement vous a rendu sensible à l'influence de la pensée symbolique. Vous craignez que certaines de vos pensées et certains de vos actes n'entraînent des malheurs affectant vos proches. Je respecte votre croyance selon laquelle vos pensées et vos actes pourraient avoir une influence sur les évènements. Certains auteurs pensent comme vous que l'esprit possède le pouvoir d'agir directement sur les choses. Les anciens parlaient de pouvoir magique. Aujourd'hui on parle plutôt de suggestion.*

*Mais tous ces auteurs disent que la pensée ne peut avoir une influence que si on croit à cette influence. Un proverbe chinois dit : "Si vous y croyez, cela existe et, si vous n'y croyez pas, cela n'existe pas*[336]*." Donc, si vous ne croyez pas que telle pensée particulière ou tel acte particulier peut avoir une influence sur les évènements, il n'y aura aucune influence.*

*– Si vous croyez au pouvoir magique de la pensée, le simple fait de penser à quelque chose ou d'accomplir un acte n'est généralement pas suffisant pour produire un effet magique. Il faut se concentrer sur cette pensée, il faut l'intensifier, il faut la répéter et y mettre beaucoup d'imaginaire. D'autre part, même si ces conditions sont réunies, le résultat est toujours aléatoire.*

*Vous pouvez activer des intentions positives en direction soit de vous-même soit des personnes que vous aimez et appréciez dans ces moments où vous faites le vide mental et réalisez le silence intérieur. »*

## Note finale sur la nature de la suggestion

La suggestion est une forme d'influence. J'ai dit en début d'exposé que la suggestion avait mauvaise presse. On la considère souvent comme un leurre : les changements produits relèvent de ressorts non identifiés et

---

334 COSTA (2007) et BEAUGENDRE (2014).

335 Certains thérapeutes osent se positionner eux-mêmes comme chamans effectuant des voyages pour neutraliser les esprits (néochamanisme).

336 Cité par PIMPANEAU, « La religion populaire », in *Les Sagesses chinoises, 20 clefs pour comprendre*, p. 63.

obéissent à une causalité classique. On explique les effets positifs de l'autosuggestion par une attention accrue, un surcroît de motivation, une mobilisation des attentes. En ce qui concerne l'hétérosuggestion, on explique ses effets par des facteurs relationnels : l'identification, l'imitation, la séduction, la manipulation, l'emprise. On note aussi que la suggestion est d'autant plus puissante qu'elle opère sur une personnalité fragile – ce que Janet avait bien noté. En ce qui concerne l'influence sur les évènements extérieurs, on les nie en invoquant les pures coïncidences.

Il faudrait deux mots pour désigner deux types de suggestion : la suggestion opérant de façon cachée et produisant des effets selon un déterminisme classique (qui peut être de la « sujétion ») ; et la suggestion symbolique activant la causalité symbolique. Quand je fais l'éloge de la suggestion, c'est de cette seconde suggestion que je parle. C'est une posture très particulière par rapport à l'avenir : c'est le fait de croire que quelque chose peut arriver par le simple fait de le croire : *« C'est comme un message de liberté envoyé dans les étoiles »*, me disait magnifiquement un patient. La croyance efficiente a encore de beaux jours devant elle. Si le sentiment religieux puise à cette source, il n'est pas près de disparaître.

# LEXIQUE

**Agressivité :** pulsion de vie, force interne propre à chaque individu, poussant à l'affirmation et au développement de soi dans la confrontation aux autres. C'est une force positive mais qui parfois, sous l'effet des circonstances de la vie, évolue vers la destructivité.

**Causalité symbolique :** forme de causalité qui, s'affranchissant des contraintes de l'espace-temps et de la causalité classique, affecte directement les évènements en créant des écarts dans les régularités et en organisant le chaos autour d'attracteurs. La croyance en cette causalité active son expression.

**Confrontation :** posture prise par un sujet mobilisant son agressivité (sa combativité), c'est-à-dire sa force de vie, en s'affirmant face aux autres, en se défendant et en luttant.

**Effluence :** processus pathologique par lequel l'énergie agressive libérée par l'isolation investit des idées, des rituels et des évitements.

**Evitement :** processus par lequel un sujet obsessionnel fuit systématiquement toute situation évoquant directement ou indirectement la confrontation esquivée et susceptible de remettre en cause l'isolation qui en a résulté.

**Force symbolique :** force à l'œuvre dans le monde tendant à l'expression des archétypes et à la diffusion de formes semblables.

**Idées dérivées (ou obsessions) :** pensées de malheurs redoutées par le sujet obsessionnel, issues du processus de l'isolation de l'agressivité bloquée.

**Isolation :** mécanisme de défense fondamental dans le TOC, consistant à désactiver l'agressivité requise par la confrontation à autrui, avec comme conséquence la neutralisation de l'affect agressif et la perte de conscience des tenants et des aboutissants de cette confrontation refusée et la dérivation de l'énergie combative vers le mental.

**Pensée magique :** croyance selon laquelle une pensée, une parole ou un acte peuvent influencer (par-delà les contraintes de l'espace-temps-causalité) l'état des personnes ou infléchir les évènements du monde.

**Refluence :** processus thérapeutique par lequel l'énergie issue de l'isolation désinvestit les évitements, les rituels et les idées et se réoriente vers la confrontation esquivée.

**Rituels (ou compulsions) :** comportements ou pensées ayant pour but d'exorciser les risques évoqués par les idées dérivées.

**Suggestion :** acte intentionnel posé par un sujet qui cherche par une pensée, une parole ou un geste à obtenir un changement en lui-même ou chez un tiers, en vivant la croyance de pouvoir obtenir ce résultat par l'effet de cette seule croyance.

**TOC :** le trouble obsessionnel compulsif, de type névrotique, comportant trois types de symptômes : des idées obsédantes ou obsessions qui sont des pensées répétitives, contraintes et angoissantes évoquant un risque de malheur ; des compulsions ou rituels qui sont des processus comportementaux ou mentaux répétitifs, irrationnels et contraignants visant à exorciser les risques évoqués par les pensées de malheurs ; des évitements comportementaux ou mentaux qui éloignent les patients des contextes ou des pensées pouvant activer obsessions ou compulsions.

**TREC** ou Training pour la la REstauration de la Confrontation ; protocole thérapeutique suivant une démarche régressive/récursive souple et qui, partant des symptômes, vise à abolir l'isolation de l'agressivité et rendre possible la confrontation à autrui.

# BIBLIOGRAPHIE


ADLER A. (1957). *Névrose obsessionnelle, les classiques des sciences sociales* (H. Schäffer, trad.). S.L. : édition électronique (œuvre originale publiée en 1931)

AGNEL A. (dir.) (2005). *Le vocabulaire de Jung*. Paris : Ellipses

ANCELIN-SCHUTZENBERGER A. (1993). *Aïe mes aïeux*. Paris : La Méridienne

ANDRE C. (2010). *Méditer jour après jour, 25 leçons de pleine conscience*. Paris : L'Iconoclaste

A.P.A. (1996). *DSM IV mini, critères diagnostiques* (P. Boyer et al., trad.). Paris : Masson (œuvre originale publiée en 1994)

ARDOINO J. et al. (1980). *Education et relations*. Paris : Gauthier-Villars/Unesco

BACHELARD G. (1969). *La formation de l'esprit scientifique*. Paris : librairie philosophique Vrin

BANDLER R. & GRINGER J. (1982). *Le développement de la personne* (L.-B. Lalanne, trad.). Paris : Le Jour Editeur (œuvre originale publiée en 1981)

BARRAQUE P. (1999). *La voix qui guérit, techniques de guérison par les thérapies vocales*. Saint-Julien-en-Genevois : Editions Jouvence

BATESON G. (1977). *Vers une écologie de l'esprit,* tome 1 (F. Drosso, L. Lot & E. Simion, trad.). Paris : Le Seuil (œuvre originale publiée en 1970)

BAUDIN P. (2009). *Aux sources de la guérison, les états modifiés de conscience*. Paris : Editions Médicis

BEAUGENDRE M. (2014). « Intégration de l'initiation chamanique dans la pratique psychothérapique », in « Les états de conscience modifiés », *Psychiatrie française*, novembre 2014

BEAULIEU D. (2005). *L'intégration par les mouvements oculaires, manuel pratique de la thérapie IMO*. Barret-sur-Méouge : Le Souffle d'Or

BECK A. T., EMERY G. & GREENBERG R. L. (1985). *Anxiety disorders and phobias : a cognitive perspective.* New York : Basis Books

BENET F. (2001). *Activer et rééquilibrer notre centre d'énergie : les chakras*. Romont : Editions Recto Verseau

BERGERET J. (1994). *La violence et la vie, la face cachée de l'œdipe.* Paris : Payot

BERGERET J. (2000). *La violence fondamentale*. Paris : Dunod

BERGSON H. (1963). *Œuvres*. Paris : PUF, édition du Centenaire (œuvre originale publiée en 1959)

BERKOWITZ L. (1962). *Aggression : a social psychological analysis.* New York : Mac Gray-Hill

BERNE E. (1971). *Analyse transactionnelle et psychothérapie* (trad.). Paris : Payot (œuvre originale publiée en 1961)

BERTHOZ A. (2009). *La simplexité*. Paris : Odile Jacob

BERTHOZ A. & PETIT J.-L. (2006). *Phénoménologie et physiologie de l'action*. Paris : Odile Jacob

BOLTANSKI L. (1990). *L'amour et la justice comme compétences, trois essais de sociologie de l'action.* Paris : Editions Métailié

BORCH-JACOBSEN M. (2015). *Sigmund Freud, l'hypnose, textes 1886/1893*. Paris : L'Iconoclaste

BORNE E. (1958). *Le problème du mal*. Paris : PUF

BOUVARD M. et al. (2003). *Les troubles obsessionnels compulsifs*. Paris : Masson

CARRERE E. (2014). *Le royaume*. Paris : POL

CASTEL P.-H. (2011). *Ames scrupuleuses, vies d'angoisse, tristes obsédés : obsessions et contrainte intérieure de l'Antiquité à Freud,* tome 1. Paris : Editions Ithaque

CASTEL P.-H. (2012). *La fin des coupables, suivi du cas Paramord, obsessions et contrainte intérieure de la psychanalyse aux neurosciences,* tome 2. Paris : Editions Ithaque

CAYROL A. & DE SAINT PAUL J. (1984). *Derrière la magie, la PNL.* Paris : InterEditions

CHAMBON O. & MARIE-CARDINE M. (2003). *Les bases de la psychothérapie, approche intégrative et éclectique.* Paris : Dunod

CHAUCHARD P. (1970). *Hypnose et suggestion.* Paris : PUF/Que sais-je ?

CHAUVIN M.-A. (2011). *Dans les forges primaires de l'être.* Gap : Le Souffle d'or

CHOPRA D. (1990). *Le corps quantique* (N. Romain-Hartvick, trad.). Paris : InterEditions (œuvre originale publiée en 1989)

CHOPRA D. (2004). *Le livre des coïncidences* (N. Koralnik, trad.). Paris : InterEditions (œuvre originale publiée en 2003)

CLAIR A.-H. & TRYBOU V. (2013). *Comprendre et traiter les troubles obsessionnels compulsifs, nouvelles approches.* Paris : Dunod

COLLOT E. et al. (dir.) (2008). *Hypnose et pensée magique.* Paris : Editions Imago

COSTA J.-P. (2007). *Les chamans.* Paris : Alphée

COTTRAUX J. (1998). *Les ennemis intérieurs, obsessions et compulsions.* Paris : Odile Jacob

COTTRAUX J. (2001). *Les thérapies comportementales et cognitives.* Paris : Masson

COTTRAUX J. (2010). *La force avec soi, pour une psychologie positive.* Paris : Odile Jacob

CUNGI C. & DEGLON C. (2009). *Cohérence cardiaque, nouvelles techniques pour faire face au stress.* Paris : Retz

DE MARTINO E. (1971). *Le monde magique* (M. Baudoux, trad.). Verviers : Marabout Université (œuvre originale publiée en 1948)

DEBRAY Q., GRANGER B. & AZAÏS F. (dir.) (2010). *Traité de psychopathologie de l'adulte.* Paris : Masson

DEHAENE S. (2014). *Le code de la conscience.* Paris : Odile Jacob

DELACROIX J.-M. (2006). *La troisième histoire, patient-psychothérapeute : fonds et formes du processus relationnel.* Saint-Jean-de-Braye : Dangles Editions

DELOURME A. (dir.) (2001). *Pour une psychothérapie plurielle.* Paris : Retz

DILTS R., HALLBOM T. & SMITH S. (1994). *Croyances et santé* (D. Blaess, trad.). Paris : La Méridienne/Desclée de Brouwer (œuvre originale publiée en 1990)

DOLLARD J., DOOB L., MILLER N., MOWRER O. H. & SEARS R. R. (1939). *Frustration and aggression.* New Haven : Yale University Press

DUBOIS J. & CHALINE J. (2006). *Le monde des fractales, la géométrie cachée de la nature.* Paris : Ellipses

DUMONT N. (2014). « La respiration holotropique », in « Les états de conscience modifiés », *Psychiatrie française*, novembre 2014

DURAND G. (1984). *L'imagination symbolique.* Paris : PUF (œuvre originale publiée en 1964)

DURAND G. (1992). *Les structures anthropologiques de l'imaginaire, Introduction à une archéologie générale.* Paris : Dunod (œuvre originale publiée en 1969 chez Bordas)

ECCLES J. C. (1997). *Comment la conscience contrôle le cerveau* (B. Laroche & J.-M. Luccioni, trad.). Paris : Fayard (œuvre originale publiée en 1994)

EKELAND I. (1995). *Le chaos.* Paris : Flammarion-Dominos

ELKAIM M. (1989). *Si tu m'aimes, ne m'aime pas, approche systémique et psychothérapie.* Paris : Le Seuil

ELKAIM M. (dir.) (1999). *La thérapie familiale en changement.* Le Plessis-Robinson : Les Empêcheurs de penser en rond

ERICKSON M. H. (2000). *Altération par l'hypnose des processus sensoriels, perceptifs et psychophysiologiques, l'intégrale des articles de M. H. Erickson sur l'hypnose,* tome 2 (J. Taillandier & A. Tourayot, trad.). Bruxelles : Editions Satas (œuvre originale publiée en 1980)

FANGET F. (2000). *Affirmez-vous ! Pour mieux vivre avec les autres.* Paris : Odile Jacob

FANGET F. (2003). *Oser, thérapie de la confiance en soi.* Paris : Odile Jacob

FAVRET-SAADA J. (1977). *Les mots, la mort, les sorts, la sorcellerie dans le Bocage.* Paris : Gallimard

FAVRET-SAADA J. (2009). *Désorceler.* Paris : Editions de l'Olivier

FENICHEL O. (1987). *La théorie psychanalytique des névroses,* tome 1 (M. Schlumberger, C. Pidoux, M. Cahen & Fain, trad.). Paris : PUF (œuvre originale publiée en 1945)

FRANKL V. E. (2012). *Le dieu inconscient* (G. Ferracci, trad.). Paris : InterEditions (œuvre originale publiée en 1988)

FREUD A. (1968). *Le normal et le pathologique chez l'enfant.* Paris : Gallimard (œuvre originale publiée en 1965)

FREUD A. (1973). *Le moi et les mécanismes de défense* (A. Berman, trad.). Paris : PUF (œuvre originale publiée en 1946)

FREUD S. (1965). *Introduction à la psychanalyse* (S. Jankélévitch, trad.). Paris : Petite Bibliothèque Payot (œuvre originale publiée en 1916)

FREUD S. (1973). *Inhibition, symptôme et angoisse* (M. Tort, trad.). Paris : PUF (œuvre originale publiée en 1926)

FREUD S. (1974). *Névrose, psychose et perversion* (J. Laplanche, trad.). Paris : PUF (œuvre originale publiée en 1894)

FREUD S. (1975). *Abrégé de psychanalyse* (A. Berman, trad.). Paris : PUF (œuvre originale publiée en 1946)

FREUD S. (1975). « L'homme aux rats », in *Cinq psychanalyses* (J. Laplanche, trad.), pp. 199-261. Paris : PUF (œuvre originale publiée en 1909)

FREUD S. (1987). *Trois essais sur la théorie sexuelle* (P. Koeppel, trad.). Paris : Gallimard (œuvre originale publiée en 1905)

FREUD S. (2001). *Essais de psychanalyse* (A. Bourguignon, dir. & trad.). Paris : Petite Bibliothèque Payot (œuvre originale publiée en 1915)

FREUD S. (2006). *Lettres à Wilhelm Fliess* (F. Kahn & F. Robert, trad.). Paris : PUF (œuvre originale publiée en 1887)

FREUD S. (2010). *Malaise dans la civilisation* (A. Weill, trad.). Paris : Petite Bibliothèque Payot (œuvre originale publiée en 1930)

FREUD S. & BREUER J. (1956). *Etudes sur l'hystérie* (A. Berman, trad.). Paris : PUF (œuvre originale publiée en 1895)

GAUGUELIN P. (1967). *Le penser efficace, la problémation,* tome 2, Paris : Société d'édition d'enseignement supérieur

GINGER S. (2005). *La Gestalt, l'art du contact.* Paris : Marabout (œuvre originale publiée en 1995)

GODIN J. (1992). *La nouvelle hypnose, vocabulaire, principes et méthode.* Paris : Albin Michel

GROF S. (1984). *Psychologie transpersonnelle* (P. Couturiau & C. Rollinat, trad). Monaco : Editions du Rocher

GROF S. (1998). *L'esprit holotropique, les trois niveaux de la conscience humaine* (Z. Bennet, trad.). Monaco : Editions du Rocher (œuvre originale publiée en 1992)

HEGEL G. W. F. (1939). *La phénoménologie de l'esprit* (J. Hyppolite, trad.). Paris : Aubier (œuvre originale publiée en 1807)

HERIGEL E. (1970). *Le zen dans l'art chevaleresque du tir à l'arc* (trad.). Paris : Dervy

IONESCU S., JACQUET M.-M. & LHOTE C. (2003). *Les mécanismes de défense, théorie et clinique.* Paris : Nathan Université

JANET P. (1903). *Les obsessions et la psychasthénie, études générales*, tome 2, volume 1. Paris : L'Harmattan, encyclopédie psychologique

JANET P. (2005). *Les obsessions et la psychasthénie, études générales*, tome 1, volume 1. Paris : L'Harmattan, encyclopédie psychologique

JANOV A. (1975). *Le cri primal* (J. Etoré & F. Daunic, trad.). Paris : Flammarion (œuvre originale publiée en 1970)

JUNG C. G. (1951). « De la synchronicité », in *Eranos-Jahr*, Buch 20

JUNG C. G. (1973). *Métamorphoses de l'âme et ses symboles* (Y. Le Lay, trad.). Genève : Georg (œuvre originale publiée en 1950)

JUNG C. G. (1981). *Synchronicité et paraselsica* (C. Maillard& C. Pflieger-Maillard, trad.). Paris : Albin Michel (œuvre originale publiée en 1932/1958)

JUNG C. G. (1987). *L'homme à la découverte de son âme* (R. Cohen, trad.). Paris : Albin Michel (œuvre originale publiée en 1944)

JUNG C. G. (2012). *Le livre rouge, Liber novus* (C. Maillard et al., trad.). Paris : L'Iconoclaste (œuvre originale publiée en 2009)

JUNG C. G. & PAULI W. E. (2000). *Correspondance Pauli-Jung* (F. Périgaut, trad.). Paris : Albin Michel

JUNG C. G. & PAULI W. E. (2012). « An acausal connecting principe », in *Interpretation of nature and the psyche*. New York et Tokyo : Ishi Press (œuvre originale publiée en 1952)

KABAT-ZINN J. (2009). *Au cœur de la tourmente, la pleine conscience* (C. Maskens, trad.). Bruxelles : Editions De Boeck (œuvre originale publiée en 1990)

KABAT-ZINN J. (2009). *L'éveil des sens* (O. Colette, trad.). Paris : Les Arènes (œuvre originale publiée en 2005)

KABAT-ZINN J. (2009). *Méditer, 108 leçons de pleine conscience* (O. Colette, trad.). Paris : Les Arènes (œuvre originale publiée en 2005)

KAMMERER P. (1919). *Das Gesetz der Serie*. Stuttgart-Berlin : Deutsche Verlag-Anstalt

KOESTLER A. (1972). *Les racines du hasard.* Paris : Calmann-Lévy

KUHN T. (1983). *La structure des révolutions scientifiques.* Paris : Flammarion

LABORIT H. (1981). *L'inhibition de l'action.* Paris : Masson

LACAN J. (1966). *Ecrits,* tome I. Paris : Le Seuil

LACAN J. (1971). *Ecrits,* tome II. Paris : Le Seuil

LAHIRE B. (1998). *L'homme pluriel, les ressorts de l'action*. Paris : Nathan

LAPLANCHE J. & PONTALIS J.-B. (1967). *Vocabulaire de la psychanalyse*. Paris : PUF

LAURENT-KAEPPELIN G. (2002). *Qu'est-ce que la méthode Vittoz ? Un art de vivre*. Paris : Editions Pierre Tequi

LECLERE M. (2008). *Les rituels de l'angoisse, comprendre les tocs et les phobies.* Paris : Larousse

LECOMTE J. (2012). *La bonté humaine, altruisme, empathie, générosité.* Paris : Odile Jacob

LEGERON P. (2001). *Le stress au travail.* Paris : Odile Jacob

LEIBNIZ G. W. (1968). *La monadologie*. Paris : Delagrave (œuvre originale publiée en 1840)

LEMOIGNE J.-L. (1990). *La modélisation des systèmes complexes*. Paris : Dunod

LEMOINE P. (2006). *Le mystère du placebo*. Paris : Odile Jacob

LENOIR F. (2012). *L'âme du monde.* Paris : NiL Editions

LEVI-STRAUSS C. (1958/1974). *Anthropologie structurale*. Paris : Plon

LIPTON B. H., Ph.D (2006). *Biologie des croyances* (A. Ollivier, trad.). Paris : Ariane (œuvre originale publiée en 2005)

LISS J. (1978). *Débloquez vos émotions* (J. de Panafieu & A. Blaess, trad.). Paris : Tchou (œuvre originale publiée en 1974)

LOCKERT O. (2010). *Hypnose humaniste, voie de guérison et d'éveil.* Paris : Editions IFHE

LOCKERT O. (2012). *Hypnose, évolution humaine, qualité de vie, santé.* Paris : Editions IFPH

LOWEN A. (1976). *La bioénergie* (M. Fructus, trad.). Paris : Tchou (œuvre originale publiée en 1975)

LOWEN A. (1977). *Le langage du corps* (H. Ouellet, trad.). Paris : Tchou (œuvre originale publiée en 1958)

MARC E. (1993). *Le changement en psychothérapie*. Paris : Dunod

MARC E. (2000). *Le guide pratique des psychothérapies*. Paris : Retz

MARCELLI D. & BRACONNIER A. (2008). *Adolescence et psychopathologie*. Paris : Masson

MAUCO G. (1970). *L'inconscient et la psychologie de l'enfant*. Paris : PUF

MELCHIOR T. (1998). *Créer le réel, hypnose et thérapie*. Paris : Le Seuil

MEYER C. (dir.) (2005). *Le livre noir de la psychanalyse, vivre, penser et aller mieux sans la psychanalyse*. Paris : Les Arènes

MEYER V. (1966). « Modification of expectations in cases with obsessional rituals », *Behaviour Research and Therapy*, 4, pp. 273-280

MEYER V., LEVY R. & SCHNURER A. (1974). « A behavior treatment of obsessive compulsive disorders », in Beech H. R., *Obsessional states*. Londres : Methuen

MICHAUD Y. (1986). *La violence*. Paris : PUF

MICHAUX D. (dir.) (1995). *La transe et l'hypnose*. Paris : Editions Imago

MICHAUX D. (dir.) (2006). *Hypnose de dissociation psychique*. Paris : Editions Imago

MICHEL C. (1985). « Analyse systémique et psychothérapie de la personnalité », *Revue de l'Association Française pour la Sauvegarde de l'Enfance et de l'Adolescence*, n° 3, mai-juin, pp. 369-405

MICHEL C. (1986). « Essai de psychothérapie systémique, répétitions et changements dans les comportements », *Soins psychiatrie,* n° 73, pp. 37-44

MICHEL C. (2006). *Des hauts et des bas. Nouvelles*. Nice : Editions Bénévent

MICHEL C. (2008). « Hypnose et résonance », in « Créativité et interaction », Actes du 5e forum de la Confédération francophone d'hypnose et de thérapies brèves, revue *Hypnose et thérapies brèves*, hors-série n° 2, avril

MIERMONT J. (dir.) (1987). *Dictionnaire des thérapies familiales, théories et pratiques.* Paris : Payot

MORENO J.-L. (1987). *Psychothérapie de groupe et psychodrame*. Paris : PUF

MORIN E. (1990). *Introduction à la pensée complexe*. Paris : ESF Editeur

MOSER G. (1987). *L'agression*. Paris : PUF

MOWRER O. H. (1960). *Learning theory and behavior*. New York : Wiley

MUCCHIELLI A. (1981). *Les motivations*. Paris : PUF

MUCCHIELLI A. (2005). *L'art d'influencer, analyse des techniques de manipulation.* Paris : Armand Colin (œuvre originale publiée en 2000)

NACHIN C. (2004). *La méthode psychanalytique, évolutions et pratiques.* Paris : Armand Colin

NASIO J. D. (2005). *L'hystérie.* Paris : Payot

NASIO J. D. (2012). *L'inconscient, c'est la répétition.* Paris : Payot

NATHAN T. (1995). « Manifeste pour une psychopathologie scientifique », in *Médecins et sorciers*. Paris : Institut d'édition Sanofi-Synthelabo

NIETZSCHE F. (1947). *Ainsi parlait Zarathoustra* (M. Betz, trad.). Paris : Gallimard (œuvre originale publiée en 1883-1884)

NORCROSS J. C. & GOLDFRIED M. R. (dir.) (1998). *Psychothérapie intégrative* (F. Bernier & J. D. Offroy, trad.). Paris : Desclée de Brouwer (œuvre originale publiée en 1992)

OLNESS K. & KOEN D. P. (2006). *Hypnose et hypnothérapie chez l'enfant* (C. Hache, trad.). Bruxelles : Editions Satas (œuvre originale publiée antérieurement sans date mentionnée)

ONFRAY M. (2010). *Le crépuscule d'une idole*. Paris : Fayard

ORTOLI S. & PHARABOD J.-P. (2007). *Le cantique des quantiques*. Paris : La Découverte

PAGES M. (1993). *Psychothérapie et complexité.* Marseille : Hommes et Perspectives

PAHLAVAN F. (2002). *Les conduites agressives*. Paris : Armand Colin, Cursus

PEAT F. D. (1988). *Synchronicité, le pont entre l'esprit et la matière* (B. Murray, trad.). Editions Le Mail (œuvre originale publiée en 1987)

PELT J.-M. (2003). *La loi de la jungle, l'agressivité chez les plantes, les animaux, les humains.* Paris : Fayard

PERLS F. (1978). *Le moi, la faim, l'agressivité* (F. Lourbet, trad.). Paris : Tchou Editeur (œuvre originale publiée en 1947)

PIAGET J. (1964). *Six études de psychologie.* Genève : Editions Gonthier

PIAGET J. (1972). *La représentation du monde chez l'enfant.* Paris : PUF

PLATON (1950). *Œuvres complètes*, tome 1 (L. Robin, trad.). Paris : Gallimard, Bibliothèque de la Pléiade

POLITZER G. (1968). *Critique des fondements de la psychologie, la psychologie et la psychanalyse*. Paris : PUF

POPPER K. R. (1973). *La logique de la découverte scientifique* (N. Thyssen-Rutten & P. Devaux, trad.). Paris : Payot (œuvre originale publiée en 1958)

PRIGOGINE I. & STRENGERS I. (1979). *La nouvelle alliance, métamorphose de la science*. Paris : Gallimard

QUELET J. & PERROT O. (2003). *Hypnose, techniques et applications thérapeutiques.* Paris : Editions Ellébore

RACHMAN S. (1997). « A cognitive theory of obsessions », *Behaviour Research and Therapy*, 35, pp. 793-802

RACHMAN S. (1998). « Cognitive theory of obsessions : Elaborations », *Behaviour Research and Therapy*, 36, pp. 385-402

READY R. & BURTON K. (2008). *La PNL programmation linguistique pour les nuls* (C. Billon, trad.). Paris : First Editions (œuvre originale publiée en 2004)

REEVES H. et al. (1984). *La synchronicité, l'âme et la science : existe-t-il un ordre non causal ?* Paris : Poiesis Payot

REICH W. (1971). *L'analyse caractérielle* (P. Kamnitzer, trad.). Paris : Payot (œuvre originale publiée en 1933)

RIFFLET-LEMAIRE A. (1970). *Jacques Lacan.* Bruxelles : Dessart

RINPOCHE P. (2014). *La méditation m'a sauvé.* Paris : Cherche-midi

ROGERS C. R. (1968). *Le développement de la personne* (E. L. Herbert, trad.). Paris : Dunod-Bordas (œuvre originale publiée en 1961)

ROJO SIERRA M. (1990). *Introduction à la lecture de C. G. Jung* (Dr Davrou, trad.). Paris : Georg Editeur

ROSENBERG M. B. (2003). *La communication non violente* (S. Mouton di Giovanni, révisée par A. Bourrit & G. Spencer, trad.). Saint-Julien-en-Genevois : Editions Jouvence (œuvre originale publiée en 1983/1999)

ROSSI E. L. (1994). *Psychobiologie de la guérison, influence de l'esprit sur le corps* (J.-C. Bernot& C. Meyan-Pernet, trad.). Marseille : Hommes et perspectives/Epi et Paris : Desclée de Brouwer

ROSSI E. L. (2001). *Du symptôme à la lumière. La nouvelle dynamique des systèmes auto-organisés en hypnothérapie* (C. Meylan-Pernet & J.-C. Bernot, trad.). Bruxelles : Editions Satas (œuvre originale publiée en 1996)

ROSSI E. L. (2005). *Cinq essais de génomique psychosociale* (L. Carrer, trad.). Encinitas (USA) : Trance-lations

ROUSTANG F. (2000). *La fin de la plainte*. Paris : Odile Jacob

ROUSTANG F. (2003). *Il suffit d'un geste*. Paris : Odile Jacob

ROUSTANG F. (2003). *Qu'est-ce que l'hypnose ?* Paris : Editions de Minuit (œuvre originale publiée en 1994)

ROUSTANG F. (2006). *Savoir attendre pour que la vie change*. Paris : Odile Jacob

SALKOVSKIS P. M. (1985). « Obsessional compulsive problems : a cognitive behavior analysis », *Behavior Research and Therapy,* 23, pp. 571-583

SALKOVSKIS P. M. (1989). « Cognitive behavioral factors and the persistence of intrusive thoughts in obsessional problems », *Behavior Research and Therapy*, 27, pp. 677-682

SALKOVSKIS P. M. (1999). « Understanding and treating obsessive-compulsive disorder », *Behavior Research and Therapy,* 37, pp. 529-552

SALKOVSKIS P. M. & WARWICK M. C. (1985). « Cognitive therapy obsessive-compulsive disorder, treating treatment failures », *Behavior Psychotherapy*, 13, pp. 243-255

SALKOVSKIS P. M. & WARWICK M. C. (1988). « Cognitive Therapy obsessional-compulsive dicorder », in Perris C., Blackburn I. M., Perris H., *Cognitive psychotherapy, theory and practice*. Berlin : Springer Verlag

SALKOVSKIS P. M. & WESTBROOK D. (1994). « Behavioral therapy and obsessional ruminations, can failure be turned into success ? », *Behavior Research and Therapy*, 22, pp. 325-330

SATPREM (1970). *Sri Aurobindo ou l'aventure de la conscience*. Paris : Editions Buchet/Chastel

SAUTERAUD A. (2002). *Laver, vérifier, compter, mieux vivre avec un TOC*. Paris : Odile Jacob

SAUTERAUD A. (2005). *Le trouble obsessionnel compulsif, le manuel du thérapeute.* Paris : Odile Jacob

SCHWARZ R. (2009). *Système familial intérieur, blessures et guérison, un nouveau modèle de psychothérapie*. (M. Vazire, L. Holdship, F. Le Doze, trad.). Paris : Elsevier/Masson (œuvre originale publiée en 1995)

SERVAN-SCHREBER D. (2003). *Guérir*. Paris : Robert Laffont/Pocket

SERVAN-SCHREBER D. & GAUTHIER U. (2012). *On peut se dire au revoir plusieurs fois*. Paris : Robert Laffont/Pocket

SHELDRAKE R. (2002). *La mémoire de l'univers* (P. Couturiau, trad.). Monaco : Editions du Rocher (œuvre originale publiée en 1988)

SHELDRAKE R. (2003). *Une nouvelle science de la vie* (P. Couturiau, trad.). Monaco : Editions du Rocher (œuvre originale publiée en 1980)

SI AHMED D. (2006). *Comment penser le paranormal, psychanalyse des champs limites de la psyché.* Paris : L'Harmattan

SIMONTON C., HENSON R. & HAMTON B. (1999). *L'aventure d'une guérison.* Paris : J'ai lu/Aventure secrète

SIMONTON C., MATTHEWS-SIMONTON & CREIGTON J. (2007). *Guérir envers et contre tout.* Paris : Desclée de Brouwer

SPINOZA B. (1954). *L'Ethique, Œuvres complètes* (R. Caillois, M. Frances & R. Mishari, trad.). Paris : Gallimard, Bibliothèque de la Pléiade

STAUNE J. (2007). *Notre existence a-t-elle un sens ? Une enquête scientifique et philosophique.* Paris : Presses de la Renaissance

STORR A. (1969). *L'agressivité nécessaire.* Paris : Robert Laffont (œuvre originale publiée en 1968)

TORDJMAN G. (1995). *Le plaisir retrouvé par l'hypnose.* Paris : Robert Laffont

TRANGOU K. (1996). *La méditation bouddhique tibétaine. Pratique du calme mental et de la vision pénétrante* (S. Corteron, trad.). Saint-Jean-de-Braye : Dangles, Horizons spirituels

VARELA F. J. (1989). *Autonomie et connaissance, Essai sur le vivant* (P. Bourgine & P. Dumouchel, trad.). Paris : Le Seuil (œuvre originale publiée en 1980)

VASSILIEV L. L. (1963). *La suggestion à distance* (C. & B. De Neubourg, trad.). Paris : Vigot Frères, Editeurs (œuvre originale publiée en 1960)

VERNE D.-L. (2003). *Lève-toi et chante ! Vers une pédagogie de la résonance.* Paris : Dervy

VITTOZ R. (1991). *Traitement des psychonévroses par la rééducation du contrôle cérébral.* Paris : Editions Pierre Tequi

WATZLAWICK P. (1984). *La réalité de la réalité : confusion, désinformation, communication* (E. Roskis, trad.). Paris : Le Seuil (œuvre originale publiée en 1976)

WATZLAWICK P., HELMICK J. & JACKSON D. D. (1972). *Une logique de la communication* (J. Morche, trad.). Paris : Le Seuil (œuvre originale publiée en 1967)

WATZLAWICK P. & NARDONE G. (dir.) (2000). *Stratégie de la thérapie brève* (L. Aubert, trad.). Paris : Le Seuil (œuvre originale publiée en 1997)

WINNICOTT D. W. (2004). *Agressivité, culpabilité et réparation* (M. Michelin & L. Rosaz, trad.). Paris : Payot (œuvre originale publiée en 1984)

ZARADER J.-P. (2005). *Le vocabulaire de Gustave Jung*. Paris : Ellipses

**RUBRIQUE COMMUNICATION**

MICHEL C. (2004). *De l'usage de l'hypnothérapie dans le traitement des TOC,* communication, XIIe Congrès Ericksonien, Paris (site internet : claude-michel-psy.com)

MICHEL C. (2006). *Contributions à l'hypnothérapie des TOC,* communication, XIIIe Congrès Ericksonien, Paris (site internet : claude-michel-psy.com)

vulgaris-medical.com/phytotherapie/encyclopedie-phyto/griffonia-239

poupety.com/sante/medecine/medicaments/la-plante-medicinale-griffonia

# TABLE DES DOCUMENTS

# TABLE DES MATIERES

# Santé et Médecine
# aux éditions L'Harmattan

## *Dernières parutions*

**MALADIES AUTO-IMMUNES**
**Quand notre système de défense nous trahit**
*Tron François*
Le système immunitaire nous protège contre les virus, les bactéries et les parasites. Il peut parfois tourner ses armes contre l'organisme qu'il est censé défendre et y induire des lésions. Les maladies qui en résultent sont dites auto-immunes. Elles sont fréquentes et ensemble constituent la troisième cause de morbidité derrière les maladies cardiovasculaires et cancéreuses. Ce livre parcourt aussi les voies que la recherche emprunte pour corriger les désordres cellulaires et moléculaires observés au cours de chaque maladie auto-immune.
*(Coll. Acteurs de la Science, 22.50 euros, 212 p.)*
*ISBN : 978-2-343-07769-7, ISBN EBOOK : 978-2-336-39806-8*

**LE DROIT DE LA GÉNÉTIQUE**
**À la recherche d'une branche du droit**
*Bricker Guillaume - Préface de Gérald Teboul*
En matière de génie génétique, les questions éthiques et polémiques se multiplient à mesure que la technique évolue et embrasse de nombreux sujets : reproduction, OGM, tests génétiques, clonage… Le droit est-il suffisamment en avance pour y répondre ? Cet ouvrage permet de mieux connaître les règles et en assure la promotion, tout en mettant en garde contre les glissements éthiques. Il offre un panorama complet du cadre juridique applicable à la génétique. L'ensemble des textes permet de mieux comprendre les enjeux et quelquefois les limites de la législation.
*(Coll. Le Droit aujourd'hui, 65.00 euros, 852 p.)*
*ISBN : 978-2-343-06705-6, ISBN EBOOK : 978-2-336-39860-0*

**BIOÉTHIQUE ET TRANSDISCIPLINARITÉ**
*Brelet Claudine, Patrick Curmi, Fatima Zhora Elkebir, Salwa Hamrouni, Mourad Merdaci - Préface de Christian Byk*
Réflexion transdisciplinaire sur les rapports entre les sciences de l'homme et son environnement, cet ouvrage défend une bioéthique ouverte à la société civile. Il reflète les défis moraux auxquels sont maintenant confrontées les biotechnologies, depuis les OGM jusqu'à la PMA. Les chercheurs rappellent que la révolution biotechnologique peut et doit contribuer à améliorer la qualité de la vie, présente et future. La bioéthique questionne finalement la nature même de l'être humain et offre la perspective d'un nouvel avenir.
*(Coll. Cultures et Médecines, 17.00 euros, 154 p.)*
*ISBN : 978-2-343-07225-8, ISBN EBOOK : 978-2-336-39901-0*

**TRANSGRESSIONS DES FRONTIÈRES DU CORPS**
**La chirurgie esthétique**
*Mitz Vladimir*
Les frontières de la chirurgie esthétique délimitent, avec difficulté, une spécialité chirurgicale qui est expansive. Cette chirurgie transgressive dérange les concepts philosophiques du «accepte-toi

tel que tu es», elle bénéficie d'innovations tumultueuses telles les homogreffes du visage ou des membres, elle est constamment soumise à l'œil éveillé des médias. Cet ouvrage se propose d'en exposer les facettes en explorant ses mythes, ses bases conscientes et inconscientes et ses limites.
*(Coll. Eidos série Retina, 16.50 euros, 156 p.)*
*ISBN : 978-2-343-07729-1, ISBN EBOOK : 978-2-336-39759-7*

**VERS LA CÉCITÉ**
**Un étrange parcours – Récit**
*Abbadie-Douce Paulette*
Dans son précédent ouvrage « Voyage vers la cécité », l'auteur se penchait sur le choc éprouvé à l'annonce du verdict de cette maladie des yeux qui l'affecte : la « DMLA ». Dans ce nouvel ouvrage, elle nous dévoile d'étranges phénomènes qui l'assaillent et la troublent. À la suite de recherches, elle découvre avec stupéfaction que ces phénomènes sont une conséquence prévisible de la maladie des yeux qui l'affecte. Alors pourquoi ce silence autour de ces phénomènes reconnus par les spécialistes ?
*(8.00 euros, 50 p.)*
*ISBN : 978-2-343-07608-9, ISBN EBOOK : 978-2-336-39792-4*

**MÉDECINE À TRAVERS LES SIÈCLES**
**Entre rencontres et découverte**
Sous la direction de Xavier Riaud
Si la médecine et ses acteurs ont contribué incontestablement au bien-être de l'humanité, les dérives de quelques-uns ou les zones d'ombre amènent inévitablement à une discussion à propos de l'éthique qui doit la régir. Forts de ce postulat, les auteurs de cette collection ont souhaité décrire les avancées et les évolutions des sciences médicales.
*(Coll. Médecine à travers les siècles, 19.00 euros, 182 p., Illustré en couleur)*
*ISBN : 978-2-343-07425-2, ISBN EBOOK : 978-2-336-39465-7*

**LA DÉPRESSION**
**Une pathologie à visage multiple**
*Lamessi Alain - Préfaces du docteur Thierry Malassiné et du professeur Michel Dieudonné Vohito*
Le présent ouvrage tente de présenter les multiples visages de la dépression. Pour cela, Alain Lamessi retrace la longue histoire de cette maladie qui n'a cessé de se métamorphoser au fil des ans, avant de questionner la problématique de la classification. Passant ensuite en revue les facteurs, corrélats et autres théories, il lève un bout de voile sur la complexité de ce trouble de l'humeur, tout en faisant un détour dans ses spécificités africaines.
*(26.50 euros, 270 p.)*
*ISBN : 978-2-343-06235-8, ISBN EBOOK : 978-2-336-39178-6*

**SCIENCE ET HUILES ESSENTIELLES**
*Baumann Alexandre*
Les huiles essentielles sont fortes là où les médicaments sont faibles : maux de dos, maladies cardiovasculaires, infections chroniques, anxiété « ordinaire »… Cela est étayé par de nombreuses études scientifiques. Pourtant elles continuent à être vues comme de simples substances agréablement odorantes. Ce livre combat cette injustice en détaillant une centaine d'études scientifiques démontrant de réels effets thérapeutiques.
*(17.50 euros, 172 p.)*
*ISBN : 978-2-343-07469-6, ISBN EBOOK : 978-2-336-39322-3*

**LA MALTRAITANCE DES PERSONNES ÂGÉES**
**L'envers du décor**
*Sauveur Yannick - Postface de Pascal Lardellier*
Ce livre interroge les causes de la maltraitance des personnes âgées. L'auteur cible les responsabilités de l'État et la faiblesse des moyens mis au service des personnes âgées. Il offre ainsi une réflexion sur le jeunisme, l'âgisme et la société marchande. Fort de son expérience du milieu médicosocial,

l'auteur apporte un éclairage original sur l'envers du décor, les personnels maltraités. De nombreux témoignages illustrent son propos.
*(Coll. Des Hauts et Débats, 19.00 euros, 186 p.)*
*ISBN : 978-2-343-07283-8, ISBN EBOOK : 978-2-336-39357-5*

**ACCOMPAGNER LA VIE JUSQUE-LÀ**
*Feroumont Bernadette - Préface de Gabriel Ringlet*
Ouvrir ce livre, c'est plonger dans l'univers de l'accompagnement de la fin de vie et comprendre combien des attitudes simples et spontanées peuvent compter pour le patient, l'entourage ou l'équipe soignante. Les récits parlent de tendresse et de moments heureux, mais aussi de tristesses, de colères, d'injustices. Ouvrir ce livre, c'est aussi découvrir que le temps nous rappelle l'urgence de savourer la vie : il nous invite à porter sur nos rencontres et nos gestes un regard intérieur qui leur donnera du sens.
*(Coll. Encres de vie, 16.50 euros, 162 p.)*
*ISBN : 978-2-336-30839-5, ISBN EBOOK : 978-2-336-39254-7*

**LES ÎLES DÉSERTES**
*Avela Guilloux, Rébecca Stella*
Léa a 9 ans. Un jour, elle découvre qu'elle est diabétique. À partir de ce moment-là, sa vie change, devient compliquée. Elle doit faire face à sa colère, ses propres peurs, à un traitement difficile, à des contraintes auxquelles elle ne s'attendait pas, aux réflexions pas toujours délicates de son entourage. Léa va devoir apprendre à vivre avec ce diabète, cette « sale bête » qui l'accompagne désormais. Dans son imaginaire d'enfant, Léa devient Super Léa, une super-héroïne du quotidien, une dompteuse... La « sale bête » n'a qu'à bien se tenir ! «Écrite par deux mères d'enfants qui souffrent de ce mal, la pièce a des accents de vérité d'autant plus convaincants que le rôle de la fillette est endossé par Rébecca Stella, l'une des mamans qui est de surcroît une comédienne d'une subtile envergure.» (Pariscope). «Un joli spectacle.» (www.froggydelight.com)
*(15.00 euros) ISBN : 978-2-336-2-97408*

**SE LIBÉRER D'UNE ADDICTION SANS DROGUE**
**Baclofène et boulimie : une expérience**
*Goffart Claude*
Ce livre retrace l'itinéraire d'une «toxico de la bouffe», aidée dans son combat par l'usage du baclofène, molécule ancienne redécouverte par un professeur alcoolique. Elle s'avère efficace pour supprimer l'envie irrésistible qui mène à la bouteille mais semble aussi apte à aider les boulimiques. Décrit dans ces pages, ce traitement demande surtout de la ténacité et un travail sur soi attentif mené avec un thérapeute et en lien avec une association dédiée aux utilisateurs de ce traitement.
*(20.50 euros, 198 p.)*
*ISBN : 978-2-343-06233-4, ISBN EBOOK : 978-2-336-38817-5*

**AUTISME**
**Le sacrifice invisible**
**Trajectoires des familles et regards croisés des professionnels**
*Jean-Bart Christiane*
Malgré des évolutions positives dans l'accompagnement des enfants autistes, l'auteure sort de l'institution et va à la rencontre des familles. Retracer leurs trajectoires lui semble indispensable à la compréhension de l'environnement de l'enfant autiste. Il s'agit d'avoir une vision globale de l'enfant autiste, de prendre en compte tout ce qui influe sur lui dans des cadres comme l'institution qui le prend en charge, sa famille, l'école, son voisinage...
*(Coll. Réseau Tessitures, 25.00 euros, 256 p.)*
*ISBN : 978-2-343-06565-6, ISBN EBOOK : 978-2-336-38662-1*

**FRAGMENTS POUR UNE HISTOIRE DE LA GÉRONTOLOGIE (Volume 1)**
*OAREIL*
Ce livre raconte avec force anecdotes la naissance de l'action gérontologique : les errements, les oppositions et les luttes des acteurs qui ont ouvert cette voie nouvelle. Ce tome rassemble les

entretiens individuels de ces femmes et hommes, pionniers chacun dans leur domaine. Ils narrent leurs parcours, leurs rencontres, la manière dont ils s'y sont pris pour construire pas à pas des actions, des services, des organisations sur des terrains en friche.
*(Coll. La gérontologie en actes, 23.50 euros, 220 p.)*
*ISBN : 978-2-343-06908-1, ISBN EBOOK : 978-2-336-38920-2*

**FRAGMENTS POUR UNE HISTOIRE DE LA GÉRONTOLOGIE (Volume 2)**
*OAREIL*
Ce livre raconte avec force d'anecdotes la naissance de l'action gérontologique : les errements, les oppositions, et les luttes des acteurs qui ont ouvert cette voie nouvelle. Ce tome rend compte des journées régionales qui ont réuni sur des territoires différents les acteurs de la première heure. Les entretiens croisés proposent un vrai tissage d'expériences et mettent en évidence les réseaux naissants constitués autour d'affinités, de compétences, où se sont retrouvés professionnels, élus, bénévoles qui avaient à cœur d'inventer et de bâtir.
*(Coll. La gérontologie en actes, 17.50 euros, 152 p.)* *ISBN : 978-2-336-30382-6, ISBN EBOOK : 978-2-336-38921-9*

**HISTOIRE ET ÉPISTÉMOLOGIE DE L'ANATOMIE ET DE LA PHYSIOLOGIE EN ART DENTAIRE**
**De l'Antiquité à la fin du XX e siècle**
*Gros Gilles - Préface de Roger Teyssou*
Dans cet ouvrage, Gilles Gros retrace l'histoire des principales étapes du développement épistémologique de l'anatomie et de la physiologie, deux des déterminants fondamentaux de l'évolution épistémologique de l'art dentaire. Tout au long de cet interminable et laborieux parcours épistémologique, l'auteur se plaît à nous dévoiler la manière dont l'art dentaire a évolué dans ses rapports à l'anatomie et à la physiologie, en passant d'une attitude essentiellement morphologiste et descriptive à une vision plus physiologique et expérimentale.
*(Coll. Acteurs de la Science, 40.00 euros, 426 p.)* *ISBN : 978-2-343-06750-6, ISBN EBOOK : 978-2-336-38774-1*

**DE CÉLINE – Histoire d'une thèse à Semmelweis**
**Histoire d'une œuvre**
Deveaux Michel
Cet ouvrage rassemble l'histoire de deux médecins. *L'Histoire d'une thèse* est celle de Louis Destouches, de sa jeunesse jusqu'au début de sa carrière médicale, on y découvre les évènements et personnages qui inspirèrent Céline. *L'Histoire d'une œuvre* est celle d'Ignace Semmelweis, consacrée à sa carrière médicale et surtout à la résolution qu'il apporta au problème de la fièvre puerpérale. C'est aussi son combat mené face à la communauté médicale, longtemps résistante à ses idées.
*(19.00 euros, 182 p.)* *ISBN : 978-2-343-06807-7, ISBN EBOOK : 978-2-336-38894-6*

**LES AVENTURES ET MÉSAVENTURE D'HERMÈS, MÉDECIN**
*Cohen Albert J.*
L'exercice de la médecine générale conduit à diverses aventures, quelquefois tendres, parfois cocasses, certaines dramatiques. En cinquante années d'exercice, l'auteur a traversé tant et tant de psychodrames, et, hélas, tant de drames tout court, qu'il en a retenu ces quelques anecdotes vraies, toutes vécues... ou presque. Elles méritaient d'être racontées. C'est toute une vie de praticien, étendue sur plus de cinquante années, qui se raconte dans ce livre.
*(17.50 euros, 160 p.)* *ISBN : 978-2-343-06284-6, ISBN EBOOK : 978-2-336-38599-0*

**L'HARMATTAN ITALIA**
Via Degli Artisti 15; 10124 Torino
harmattan.italia@gmail.com

**L'HARMATTAN HONGRIE**
Könyvesbolt ; Kossuth L. u. 14-16
1053 Budapest

**L'HARMATTAN KINSHASA**
185, avenue Nyangwe
Commune de Lingwala
Kinshasa, R.D. Congo
(00243) 998697603 ou (00243) 999229662

**L'HARMATTAN CONGO**
67, av. E. P. Lumumba
Bât. – Congo Pharmacie (Bib. Nat.)
BP2874 Brazzaville
harmattan.congo@yahoo.fr

**L'HARMATTAN GUINÉE**
Almamya Rue KA 028, en face
du restaurant Le Cèdre
OKB agency BP 3470 Conakry
(00224) 657 20 85 08 / 664 28 91 96
harmattanguinee@yahoo.fr

**L'HARMATTAN MALI**
Rue 73, Porte 536, Niamakoro,
Cité Unicef, Bamako
Tél. 00 (223) 20205724 / +(223) 76378082
poudiougopaul@yahoo.fr
pp.harmattan@gmail.com

**L'HARMATTAN CAMEROUN**
BP 11486
Face à la SNI, immeuble Don Bosco
Yaoundé
(00237) 99 76 61 66
harmattancam@yahoo.fr

**L'HARMATTAN CÔTE D'IVOIRE**
Résidence Karl / cité des arts
Abidjan-Cocody 03 BP 1588 Abidjan 03
(00225) 05 77 87 31
etien_nda@yahoo.fr

**L'HARMATTAN BURKINA**
Penou Achille Some
Ouagadougou
(+226) 70 26 88 27

**L'HARMATTAN SÉNÉGAL**
10 VDN en face Mermoz, après le pont de Fann
BP 45034 Dakar Fann
33 825 98 58 / 33 860 9858
senharmattan@gmail.com / senlibraire@gmail.com
www.harmattansenegal.com

**L'HARMATTAN BÉNIN**
ISOR-BENIN
01 BP 359 COTONOU-RP
Quartier Gbèdjromèdé,
Rue Agbélenco, Lot 1247 I
Tél : 00 229 21 32 53 79
christian_dablaka123@yahoo.fr

Achevé d'imprimer par Corlet Numérique - 14110 Condé-sur-Noireau
N° d'Imprimeur : 130939 - Dépôt légal : décembre 2016 - *Imprimé en France*

www.ingramcontent.com/pod-product-compliance
Lightning Source LLC
LaVergne TN
LVHW011023061026
849535LV00006B/2034